30岁以后
最想要的
怀孕书

[日]河合兰 著　周志燕 译

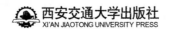
西安交通大学出版社
XI'AN JIAOTONG UNIVERSITY PRESS

图书在版编目（CIP）数据

30岁以后最想要的怀孕书/（日）河合兰著；周志
燕译.—西安：西安交通大学出版社，2015.4
ISBN 978-7-5605-7240-6

Ⅰ.①3… Ⅱ.①河… ②周… Ⅲ.①妊娠期–妇幼保
健–基本知识 Ⅳ.①R715.3
中国版本图书馆CIP数据核字（2015）第068224号

著作权合同登记号　图字：25-2014-329
RANSHI ROUKA NO SHINJITSU by KAWAI Ran
Copyright ⓒ 2013 by KAWAI Ran
All rights reserved.
Original Japanese edition published by Bungeishunju Ltd., Japan
Chinese (in simplified character only) translation rights in PRC reserved by Beijing Xingshengle Book
Distribution Co., Ltd., under the license granted by KAWAI Ran, Japan arranged with Bungeishunju Ltd.,
Japan through TUTTLE-MORI AGENCY, Inc., Japan and Beijing GW Culture Communications Co. Ltd., PRC.

书　　名	30岁以后最想要的怀孕书	
著　　者	（日）河合兰	
译　　者	周志燕	
策　　划	孙豆豆	
责任编辑	秦金霞　杨　花	

出版发行　西安交通大学出版社
　　　　　（西安市兴庆南路10号　邮政编码710049）
网　　址　http://www.xjtupress.com
电　　话　（029）82668805　82668502（医学分社）
　　　　　（029）82668315　82669096（总编办）
传　　真　（029）82668280
印　　刷　北京彩虹伟业印刷有限公司

开　　本　710mm×960mm　1/16　　印张　13.5　　字数　172千字
版次印次　2015年8月第1版　　2015年8月第1次印刷
书　　号　ISBN 978-7-5605-7240-6/R·812
定　　价　32.00元

读者购书、书店添货、如发现印装质量问题，请通过以下方式联系、调换。
订购热线：（010）64925278
读者信箱：medpress@126.com

序言 ～～

——外表年轻并不代表卵子也同样年轻

近年来，"可能无法生育"的问题成为越来越多女性的烦恼。

很多事业有成的女性，顺利恋爱、结婚后，开始担忧这个问题，如果不跨越这个心理障碍，可能真会导致无法生育。

现如今，女性的平均初产年龄为30.1岁。自然受孕的女性从25岁开始，体外人工受精的女性从30岁开始，出现怀孕率下降的现象。35岁以上的女性因分娩的风险逐年增高，人们将其称为高龄产妇。尽管如此，在日本全国诞生的婴儿中，每4人中便有1人是高龄产妇分娩的孩子。而东京的比例更高，每3人中便有1人。

有孩子的人生。

抑或是没有孩子的人生。

徘徊于这个十字路口且可孕育生命的时间所剩无几的人，在日本并不少见。

我作为分娩领域的记者，25年来，采访过很多新生儿医疗专家和当事者父母。相较于我刚出入分娩现场之时，如今的分娩现场已发生巨大变化。

每6对中有1对夫妇接受不孕治疗

说到变化，首先不得不提的便是，为成功怀孕历尽千辛万苦的人不断增多的现象。在日本，以各种形式接受过不孕治疗的夫妇，每6对中便有1对。在日本全国诞生的婴儿中，每36人有1人是试管婴儿。

高龄产妇在成功怀孕后也要面临各种各样的风险，比如流产、染色体异常、剖腹产、妊娠高血压综合征、糖尿病等。日本妇产科学会将35岁以上初次分娩的人称为"高龄初产妇"，并提醒大家尽量不要在这个年龄段怀孕。

但对于那些尚未孕育孩子且想要孩子的高龄女性来说，除了再接再励，别无他法。以野田圣子议员为例，几度接受不孕治疗却无法用自己的卵子受孕的她，最终用美国捐赠者提供的卵子怀孕，并以50岁的高龄分娩。但高龄分娩的结果是，不仅她的子宫被摘除，而且孩子染有重疾。超过生育年龄上限却依然努力的野田圣子，曾一度成为社会热议的话题和批判的对象。

野田议员事后曾感慨地说，她是因为不知道"卵子会老化"这个事实，所以一再推迟怀孕的年龄。虽说几乎没有人不知道卵子会随着年龄的增长而逐渐老化，但很多人不知道，女性的怀孕能力，即"生育力"，其实早在女性年轻时便开始出现下降趋势。

现代女性即使到了35岁、40岁，也看起来朝气蓬勃，穿衣打扮和行为举止也与过去截然不同。由四格漫画改编而成的动画片《海螺小姐》中的矶野家主妇矶野舟，以现代的感觉判断，犹如一位上了岁数的老奶奶，但其实该片的原作者长谷川町子仅将她的年龄设为48岁，而矶野海藻是矶野舟39岁时分娩的小闺女。从20岁开始一直忙于照顾家庭的出生于昭和年代（译注：1926—1989年）的40多岁女性，自食其力并舍得将钱投资于名牌时尚和美容的现代40多岁女性，其两者的自我意识虽说相差甚远，但这也是没有办法的事。最近，电视杂志纷纷将有"美魔女"之称的40~50岁的女性称为"看起来不过是20多岁的女人"，现代女性的外表年轻化，可见一斑。

但是，不论外表怎么年轻，卵巢渐渐老化却是一个不争的事实。在现实中，女性的生育年龄上限并没有因为外表年轻化而得到提升。非但如此，比较古代和现代的统计数据，过去的女性的生育力更强，生育年龄也更晚。

虽说像野田议员那般不惜一切代价孕育孩子的女性实属罕见，但像她那样过分相信自身生育力的人、过晚结婚的人以及向不孕治疗诊所寻求帮助的人，已成为现代都市生活的一道风景。

对卵子老化的误解

最近，随着卵子老化等方面的报道不断增多，人们开始逐渐深入了解妊娠年龄等相关知识。而随之产生的奇妙现象是，有的父母对儿子提出"请与34岁之前的人结婚"的要求。由此看来，分娩年龄的延后，不再是想要孩子的女性单独面对的问题。它已成为社会的不稳定因素之一。

其实，人们对卵子老化现象存在误解和曲解。

从很久以前，我就一直想帮助渴望孕育孩子的女性。经过多年的采访，我发现，在这个时代，虽然卵子老化方面的知识必不可缺是不争的事实，但不论你掌握多少这方面的知识，不论你多么想早日成为人父人母，男女姻缘以及孩子的降临并不能为我们意志所左右。

因此，"趁年轻生宝宝吧"等劝告完全有别于劝说某个年龄段的人去医院做身体检查或注射预防针。

此外，在女性的社会职责已发生巨大变化的今天，分娩年龄的延后在某种程度上已成为发达国家的共同现象，已是不可避免的社会问题。比如北欧和法国等控制少子化现象的国家，其女性分娩的平均年龄和日本相差无几。而且，由于采取了许多应对高龄分娩的对策，高龄分娩女性群体的分娩率非常之高。因此，一味地强调"高龄分娩不可行"，可以说是一种过于守旧的消极想法。或许有一天，日本将成为对各种各样的母亲敞开怀抱、"即使高龄也能安心分娩"的国度。

那么，社会上广为流传的高龄分娩的风险，是真的吗？

我认为，分娩本身就有风险，把高龄孕妇划入危险的群体并强调其中的风险并不恰当。因为20多岁的人为分娩搭上性命或生出先天异常的孩子也不在少数，且在新生儿监护病房（NICU），你也能遇到许多年轻的父母。

我希望年轻人能更多地了解一些怀孕、分娩方面的风险及知识，而对于高龄女性，我则希望她们不要因为年龄大而丧失信心。其实很多例子已证明，高龄女性往往比年轻女性更能孕育出聪慧的宝宝。此外，我认为延缓卵子老化的最新医疗技术并不可靠，我们没必要当第一个试验品。

高龄分娩的现实与专家的真心话

在撰写本书的过程中，我走访了许多负责不孕治疗和高龄分娩的市级医院和诊所。我从最了解高龄分娩的真实状况的专家们口中听到了很多中肯的见解和意见，包括高龄分娩的真实状态以及他们在每日接触中体验到的真实感觉。

此外，我还查阅了很多与高龄分娩相关的国内外文献。我发现，人们对高龄分娩现象的看法已在一点一点地发生改变。在每一章的最后，我还邀请高龄分娩女性为我讲述她们的怀孕故事和育儿状态。

如果大家问我对高龄分娩有什么看法，我觉得它最大的缺点是"时间有限、可生的孩子数量少"。

高龄分娩绝对是医学应不断研究的课题之一。

如果问我应该什么时候怀孕、如何怀孕，或许我没有正确的答案，但如果本书能起到抛砖引玉的作用，我将倍感荣幸。

目 录 ⌇⌇⌇

女性的平均初产年龄为30.1岁

在日本，30多岁是女性荣升为人母的平均年龄。据厚生劳动省发布的人口动态统计显示，2011年日本女性的平均初产年龄为30.1岁，首次突破30大关。而在全国初产年龄最高的东京，初产年龄则高达31.6岁。

年过三旬、四旬依然孕育孩子的女性数量，没有避孕措施的古代远远多于现代。但她们是从年轻时代开始一直不间断生育的女性，与现代女性的情况有所不同。现如今，年过三旬、四旬却从未生育已成普遍现象，而这恐怕是人类面临的前所未有的局面吧！

在大多数女性结婚后即做全职主妇、团块世代（译注：日本战后出生的第一代人）形成日本第二次婴儿潮的经济高速增长时期，几乎所有女性都会在20多岁生下两个孩子后结束生育历程。但在婴儿潮结束后，这种规格化的生育模式突然消失，女性的人生开始呈现多样化。

在第一次石油危机爆发之后的1975年，日本女性的总和生育率为2.0%。14年之后，即1989年，日本的总和生育率降至1.57%，"少子化"词汇开始流行于社会。面对呈明显下降趋势的总和生育率，政府并没有采取任何措施。因为他们认为，女性即使年轻时不生育，也会选择在年龄较大时孕育孩子。

在将20多岁开始生育视为平常事的当时，恐怕所有人都不知道：从未生育过的女性在年龄增长后，其生育机能会以超出常人想象的速度快速减弱。而如今想要孩子却没有孩子的夫妇和想要多个孩子却只有一个孩子的家庭不断增多的生物学现象，或许也是当时的官员未曾预料到的。

● 将军后宫奉行"30岁以上女性不侍寝"的原则

日本女性的初产年龄从20世纪70年代到现在,呈现逐年上升的态势已有近40年。最初上升的速度较慢,大约每10年上涨1岁。但自从进入21世纪后,上升速度便呈现出惊人之势,特别是近10年,几乎每5年就上涨1岁(图1-1)。

在当今日本,"30多岁初产"已是普遍现象

第一个宝宝降生时的母亲平均年龄

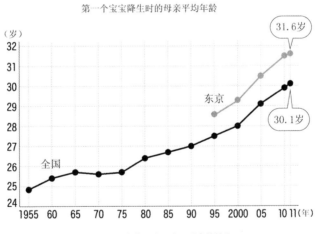

图1-1(源自:厚生劳动省"人口动态统计")

咏田由美院长(IVF咏田诊所·福冈县福冈市)作为为少数女性提供不孕治疗的专业医生,一直从事与卵子老化有关的启蒙活动。据她说,在江户时代,30岁是女性告别生育的分水岭。"30岁以上

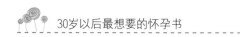

女性不侍寝", 即受将军宠爱的女性一过30岁便不再侍寝。在产科医疗不像如今这么发达的当时, 这么做可以让后宫中的重要女性避开高龄分娩的危险。

"女性在年龄增长后不易怀孕, 和不侍寝的效果类似。"咏田由美医生说, "当时, 让高龄女性停止生育是为了保护她, 但现在30岁却是初产年龄。"

● 曾经的"高"字图章已成为历史

在20世纪80年代之前, 日本人一直视30岁为生育能力变弱的转折点, 将30岁以上怀孕的女性称为"丸高"。其原因是, 当时产科医院会在30岁以上初次分娩的女性的病历上盖一个"高"字圆章。据说有的自治团体还会直接在母子手册封面上印"高"字。

"丸高"源自日本妇产科学会的专业用语"高龄初产妇"一词。现在, 该学会将35岁以上初次分娩的人称为"高龄初产妇"。而在这之前, 30岁以上初次分娩的女性都属于"高龄初产妇"。

把30岁改为35岁, 是1992年的事。因为当时国外的主流思想是将35岁作为分界线, 所以该学会在征求全国大学教授的意见后, 将年龄提升了5岁。据该学会的宣传杂志称，随着医学的不断进步和高龄初产安全性的提升，将高龄定为30岁以上只会"给孕妇增添不安"，因此决定与国际同步。之后作为"区别对待"时代的见证物的"高"字的图章也随之自然消亡。

而今，当初被称为高龄的30岁已成为女性的平均初产年龄。

35岁以上分娩的女性，若算上经产妇，全国每4人中便有1人。东京23区的比例则更高，每3人中有1人，人数直逼半数。

在东京市中心，几乎所有人都认为没过40岁就不是高龄分娩。我曾在某市中心医院的走廊上听到两位孕妇的对话，她们认为："将35岁以上的人称为高龄孕妇，很不恰当。应该将高龄分娩的年龄提升至40岁。"

但这恐怕是不可能的事。虽说越来越多的发达国家的女性延迟怀孕，但女性的生育能力在35岁以后开始发生变化是不争的事实。30岁的女性受年龄增长的影响还较小，但35岁以上的女性明显有别于20多岁的女性。

女性不再年轻意味着卵细胞质变得陈旧，无法正常进行分裂。而如果分裂无法正常进行，就会出现染色体数目异常等现象，从而使"不孕""流产""染色体异常"等问题发生的几率增加。

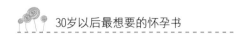

而这便是经不孕治疗专业医生反复提醒和"NHK Special"大型节目反复报道后广为人知的"卵子老化"问题。

●● "闭经前10年"是最后的怀孕机会

女性孕育生命的年龄上限是多少？

很多人认为"闭经前都可以孕育生命"，其实不然。

专家们一般认为女性怀孕的最后机会是"闭经前10年左右"。据以日本女性为对象的调查显示，女性的平均闭经年龄为50岁，80%的女性在45~56岁之间闭经。减去10年，即很多女性在40岁左右之前还有孕育生命的机会。但具体情况因人而异，闭经早的人35岁以后就难以怀上孕，而闭经晚的人在45岁左右还能顺利产下孩子。

体外人工受精也是同理。不能怀孕的女性在35岁以后会逐渐增多，但如果问顺利分娩的最高龄女性是多大岁数，几乎所有诊所都会告诉你46~47岁女性的怀孕实例。

怀孕力，并不会在突然之间消失，而是一点点地、慢慢地减少。女性一般在经过"备孕需要花费数月""怀孕后容易流产"等不知能否顺利分娩的暧昧期后，慢慢地丧失怀孕的能力。

受脑下垂体控制的女性激素的分泌在闭经前会一直持续。每次子宫内膜增厚、脱落后，"月经"自然来临。确实从表面上看，还有生育的可能。

但是，女性在35岁以后，卵巢中的卵子会不断地加速老化的进程（下文还会详细论述）。等到40岁，就几乎没有可孕育生命的卵子，即使有，也只是一两个。

女性的怀孕力能持续多长时间受天生的身体素质、性生活频率、在这之前的分娩次数、吸烟、疾病以及精子的状态等多方面影响。

虽然每个人的怀孕力因人而异，但专家们都一致认为，还是"年轻"时候的怀孕力最佳。毫无疑问，健康的饮食和规律的生活，对健康来说十分重要。但生活上的小心谨慎究竟对怀孕力有何影响，我们尚不清楚。

● 体外人工受精也无法阻止卵子老化

有很多人认为，如果出现因卵子老化而难以怀孕的情况，只要下定决心做体外人工受精就可以顺利怀孕。那么，事实果真如

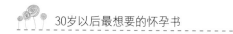

此吗？

体外人工受精不是一项让卵子重新恢复活力的技术。所谓体外人工受精，即在已放入卵子的试管内放入精子，让卵子与精子相遇的一种人工行为。因此，对于因卵子和精子无法相遇而没有孩子的夫妇来说，体外人工受精具有神奇的效果。

精子与卵子相遇，乍一看十分简单，实际上却非常复杂。卵子从卵巢排出后，被呈手状的输卵管伞抓住并被送入输卵管（图1-2）。之后，卵子在输卵管入口附近的"输卵管壶腹部"，与精子相遇。

这时，如果女性患有妇科病或感染症状，就容易引起输卵管阻塞，从而导致卵子与精子无法相遇，也有的女性因输卵管伞的配合不佳、无法顺利"拾卵"而无法怀孕。

在流行早婚的1970年代，很多人为输卵管阻塞问题而烦恼。于是，体外人工受精技术应运而生。1978年，全世界第一位试管婴儿路易士·布朗诞生于英国。路易士的母亲因为输卵管障碍而一直处于不孕的状态。体外人工受精的研发者们或许万万没有想到，该技术在数年之后竟然成为因卵子老化而不孕的女性们的唯一希望。

从卵子与精子相遇到受精卵着床

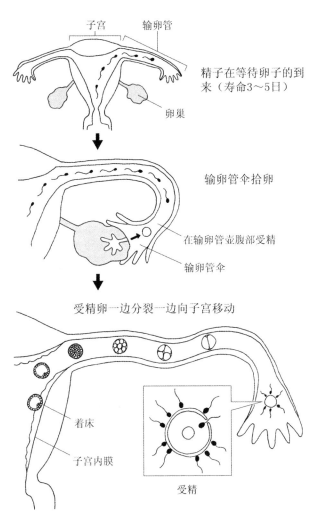

图1－2　子宫、卵巢、输卵管与排卵、着床

9

精子与卵子的相遇也需要精子的力量。男性每次射出的精液通常含有1亿多个精子，绝大多数精子在行进途中已精疲力尽，能到达输卵管壶腹部的精子只有数十个或数百个。而如果是造精功能低下的男性的精子，会因为精子数量少或游动力弱而无法经受残酷的长途跋涉，最终全军覆没。因为这个问题而无法怀孕的夫妇，在实施体外人工受精之时，可以用将精子注入卵子的"显微授精"的方式提升受精的几率（图1-3）。应用这种方法，可取得惊人的效果，有时只需1个精子就可以让怀孕变为可能。

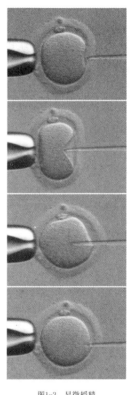

图1-3　显微授精
用吸液管将精子直接注入卵子。依靠该技术，只有1个精子的男性都可以成为父亲。但针对卵子老化问题，却没有十分有效的治疗方法。
（照片提供方：浅田Ladies Clinic）

不仅如此，年龄大的夫妇，也可以通过此法提升怀孕率。做过各种检查却找不出卵子无法与精子相遇的原因的人不在少数，而激素药剂有助于卵子的成长。但是，仅仅让精子和卵子相遇，并不能让怀孕成为事实。最终能否成功怀孕还得看卵子和精子自身的质量。换言之，还得考验其生命力是否旺盛。毕竟体外人工受精也有能力上限。

与精子相遇的卵子能否顺利受精，在很大程度上由精子冲破卵子外壳的力量决定。当精子顺利进入卵子并出现核融合的状态后，能否顺利孕育生命则由卵子的生命力决定。不具备坚持到分娩的强大生命力的卵子，或不会出现受精后应出现的现象，或于受精后不久停止细胞分裂（图1-4）。

实际上，女性的卵子，包括年轻人的卵子在内，绝大多数都无法孕育生命。年轻女性每月大概生产1000个小卵子，除了1个可以从卵巢排出，剩下的全部自生自灭。而这唯一的1个卵子即使幸运地与精子结合了，也未必能顺利成长为胎儿，因为在此过程中会出现怀孕初期流产等意外情况。总之，在女性的一生中，只有极少部分具有强大生命力的卵子能成功孕育生命。而生命力强大的卵子的出现几率会随着年龄的增长逐渐减少。

● 日本体外人工受精的受孕率在50个国家中位列45

据日本妇产科学会公开的全国数据显示，依靠体外人工受精技术成功分娩的几率，从32岁开始逐年下降，从37岁开始加快下降的速度。31岁之前每做1次体外人工受精，分娩率约为20%，37岁降至

考验"卵子质量"的受精后的卵裂

成功范例　　　　　　　　　不成功范例

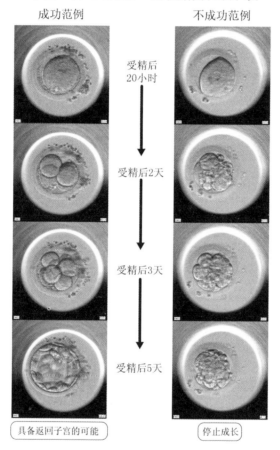

受精后20小时

受精后2天

受精后3天

受精后5天

具备返回子宫的可能　　　　停止成长

图1-4〈实施体外人工受精后的5天经过〉如果卵子在受精后发育良好，就会呈现出细胞轮廓清晰、分裂速度快的态势。

（照片提供方：浅田Ladies Clinic）

14.2%，40岁则降至7.7%。40岁以后，分娩率急速下降，到45岁时仅为0.6%（图1-5）。

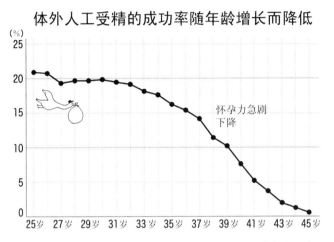

图1-5 体外人工受精等辅助生育技术（ART）的不同年龄的成功率（分娩率/综合治疗）

（源自：日本妇产科学会"2010年生殖辅助医疗数据库"）

或许大家都能回想起32岁、37岁是女性身体的转变期吧（译注：在日本，女性虚岁33岁、37岁是厄运之年）！是的，这两年自古以来就被称为"女性的厄运之年"。虚岁32岁是交厄运的前一年，而37岁是厄运之年。自古形成的身体转折点，与世界最先进的生育辅助医疗技术的统计数字重合，是一件颇有意思的事。

从35岁开始，做体外人工受精后流产的人开始明显增多。年轻女性的流产几率是10%，而42岁左右的女性，流产几率则高达50%（图1-6）。让刚沉浸于"终于怀孕了"的喜悦之中的年过四旬的女

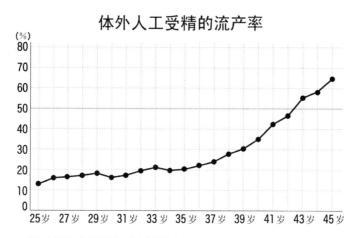

图1-6 不同年龄的流产率（流产率/综合妊娠）
（源自：日本妇产科学会"2010年生殖辅助医疗数据库"）

性直面流产的打击，是件极其痛苦的事。

尽管现实很残酷，但前往专业治疗不孕医院接受治疗的40多岁女性人数仍在急剧增加中。有的医院甚至出现40多岁女性占据初诊的40%~50%的火热局面。日本做体外人工受精的40多岁女性明显多于欧美各国。

究其原因，不孕治疗专业医生们认为，这是因为"2006年专业摔跤运动员横田利美以45岁的高龄成功分娩"强烈刺激了年过四旬的女性。如前文所述，45岁接受体外人工受精治疗的成功分娩率为0.6%（日本妇产科学会·2010年）。医生也是这么对患者解释的，但很多人认为这意味着"希望并非为零"，因而对每次需要花费几十万日元（译注：约合人民币几万元）的治疗仍抱有希望。

欧美各国接受体外人工受精治疗的女性之所以年龄较小，是因为她们拥有卵子老化相关知识，且政府补助金有明确的年龄限制。在40多岁接受体外人工受精治疗的人数仅为日本一半的法国，接受体外人工受精治疗可以申请全额公费，但年龄必须在42岁之前。瑞典则比这更早，38岁之前才能申请公费补助。因为绝大多数夫妇都在公费补助的期限内接受体外人工受精治疗，所以患者的年龄偏小，怀孕率也高（表1-1）。

表1-1　体外人工受精的政府补助金

年龄限制与分娩率（取卵）

	政府补助金的年龄限制	分娩率（取卵）[3]
法国	42岁 [1]	20.7%
瑞典	女性38岁、男性55岁 如果自费，建议42岁 前 [2]	28.2%
日本	无	17.9%

表1-1
（1）NHK Special "想生却生不了~卵子老化的冲击"
（2）《生殖医疗与家人的状态——发达国家瑞典的实践》（平凡社）
（3）《周产期医学》第42卷8号963~968页　"ART成绩的国际比较"

据妇产科专门杂志（《周产期医学》2012年8月号）报道，日本体外人工受精的受孕率在50个国家中位列45。日本实施不孕治疗的设备数量以及体外人工受精践行者的数量均位居世界第一，堪称

"治疗不孕的大国"。2010年体外人工受精践行者的数量为242161人次，约为美国的1.6倍。但出生率却不到美国的二分之一。换言之，治疗的效果不佳是日本面临的严峻现状。

● 每天可以制造1亿个精子的男性与出生后不再产生新卵子的女性

"卵子老化"，具体会产生什么变化呢？在分析该问题前，我们先来回顾下卵子的成长历程（卵子在成熟之前有很多名称，在此我们把每个阶段的卵细胞都统称为"卵子"）。女性的卵子形成于胎儿时期（图1-7），而制造卵子的是名为"卵原细胞"的细胞。卵原细胞在怀孕初期会制造出约700万个卵子，之后自然消亡。

制造精子的"精原细胞"可以在精巢中持续生产精子，而制造卵子的"卵原细胞"却在制造出女性一生的卵子后自动消亡。因此，在卵原细胞消亡后，女性将不再产生新卵子。虽然最近有"用iPS细胞制造卵子"的说法，但该技术能否应用以及何时应用，还是个未知数。

700万个卵子，有的在胎内消亡，有的一直成长至中途。卵子在结束"减数分裂"（生殖细胞特有的分裂方式）的前半阶段后，其

卵子数量随年龄增长而减少

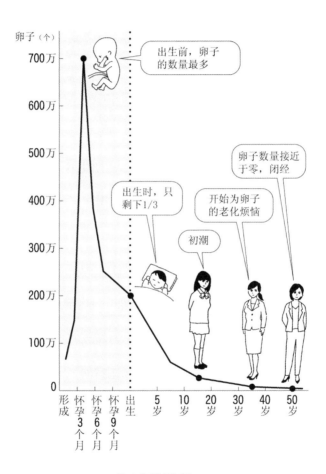

图1-7 卵子数量的变化
（源自：Baker，1971）

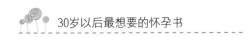

成长被暂时定格。女孩降临人世的时候，其卵巢里大约有200万个处于长期休眠状态的正在发育中的卵子。

● 700万个卵子在青春期时已锐减至20万个

等女孩出生后，卵子以自然消亡的方式急速减少。到青春期时，卵子已减少至出生时的十分之一。换言之，女孩迎来初潮之时，最初的700万个卵子已锐减至20万个。卵子在女孩迎来初潮并开始接受由脑下垂体分泌的促卵泡激素（FSH）的刺激后，按顺序从休眠状态中醒来，恢复成长的节奏。

而男性的精子正好与之形成鲜明对比。虽然有个体差别，但平均每天可制造出约1亿个精子。而且，精子一旦形成便涌向素有"精子暂时保管库"之称的附睾。未被使用的精子在10日内会被人体吸收、消亡，以便为不断出现的新精子腾让空间。如此反复，永不停息。

精巢是不断制造、排出精子的工厂，而卵巢是供数十年前就已生产出的卵子休眠的场所。卵子被唤醒的顺序由什么决定，至今还是个谜。

几乎所有人在学校接受的教育都是：很多卵子一同参与从生理周期之始到次月排卵的过程，其中1个成熟的卵子会被排出。但是，当今的不孕治疗最前沿告诉我们，事实远非那么简单。

● 最终没能入选的卵子

"卵子从休眠状态醒来的模样，如果想象砂糖或小盐块溶解于水的样子，就很容易理解了！"

长期从事体外人工受精工作的浅田Ladies Clinic的浅田义正院长，为我们娓娓道来卵子醒来时的状态。

"在卵巢中处于休眠状态的卵子被称为'原始卵泡'，它们非常之小，利用当今的超声波诊断技术也无法看到。它们会不间断地苏醒，苏醒的时间与生理周期无关。如果是年轻女性，每日平均有30~40个，每月约1000个新原始卵泡从休眠状态中醒来并开始成长。那么小的卵子，绝大部分都会自然消亡，只有极小一部分会持续成长数月，长至医生肉眼可以观察到的大小。"

进入第3个月，终于迎来了从最终入选的约1%的卵子中选出1个排卵卵子的重要时刻。我们一般认为，卵巢中最大的卵子会被排出。

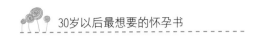

当决定了哪个卵子被排出卵巢后，其他卵子就会萎缩、消亡。人类正是通过这个机制，才不会出现同时怀多个胎儿的情况（双胞胎属特殊情况）。

那么，高龄女性如何完成这个过程呢？高龄分娩的人并不像年轻人那样拥有大量储存于卵巢的卵子。卵子每天苏醒后即消亡，待绝大多数卵子消亡后，即迎来闭经。因此，对高龄女性来说，可以从休眠状态醒来的卵子很少，能坚持到最后阶段的卵子更是少之又少。

如果是年轻女性，少则5个，多则近20个卵子能进入最终选拔，而高龄女性则完全达不到这种状态。虽说存在个体差异和月份差异，但能进入最终选拔的卵子，40岁女性只有年轻女性的一半，有的甚至全军覆没。

当储存在卵巢的卵子越来越少时，怀孕率也会不断降低。虽说"参与受精的只有1个卵子，只要有优质的卵子即可，数量并不起作用"，但生命的自然淘汰机制非常之严格，如果入选的卵子较少，就容易出现"无符合条件的卵子"的局面。

当卵子呈现越来越少的趋势时，身体便无法继续维持生理周期。当储存于卵巢的卵子只有1000个时，身体将停止排卵和排经。

● 高龄女性的卵巢如同陈旧的橘子盒

据医生们说，加速老化进程的卵子，不仅在数量上会有所减少，而且"质量也会变得低下"。2013年2月，美国纽约医科大学研究小组宣布："卵子老化"可能会引起DNA修复损伤功能低下。此外，他们认为是细胞质中提供能量的线粒体的老化引起了功能的低下。

因线粒体运作不佳而导致能量不足的卵子，容易引发染色体数量异常等现象。而染色体数量异常的生命，大部分都不能降临人世。即使顺利生下，也可能是患有唐氏综合征的染色体异常者（图1-8）。

所谓染色体，即素有身体的设计图之称的DNA（遗传基因）呈螺旋状排列而成的物质。平时，DNA长长地排列于细胞核中。进入细胞分裂期，它在被缠上一层蛋白质后，呈现螺旋棒状。

人体一般有46条染色体。但也有例外，比如当人体细胞中的卵子和精子发生合体时，会以"减数分裂"的方式将染色体减至23条。

但是，如果是老化的卵子，因为不擅长减数分裂，所以会比年轻人更容易形成染色体数量为22条或24条的卵子。如此一来，就会

21

唐氏综合征的特征是多1条染色体

人类染色体的数量通常为
常染色体2条*22组+性染色体2条=46条

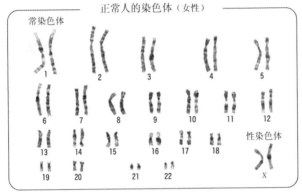

正常人的染色体（女性）

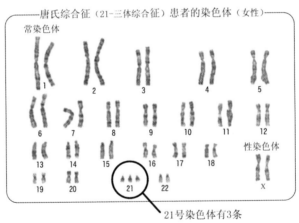

唐氏综合征（21-三体综合征）患者的染色体（女性）

21号染色体有3条

图1-8
（照片：Tokyo Medical University Genetics Study Group Hironao NUMABE, M.D.
http://www.tokyo-med.ac.jp/genet/index-j.htm）

形成有异于正常状态的受精卵设计图。

被称为"染色体不分离"的该现象其实与年龄无关，谁都容易出现。据一项针对全年龄段女性的受精卵的调查显示，大约40%的人会出现染色体异常现象。但是，发生率会随着年龄的增长逐渐上升。据以41岁母亲的流产儿为对象的调查显示，约90%的流产儿有染色体异常现象。

在前文中阐释原始卵泡苏醒状态的浅田义正医生，将高龄女性的卵巢比喻为陈旧的橘子盒。

"打开刚买来的一箱新橘子，箱子里尽是新鲜的橘子，每个橘子都非常好吃。但随着时间的流逝，箱子里的橘子数量不断减少，剩下的橘子有的呈现伤痕之态，有的已不能食用。这就是高龄女性的卵巢。但并不是箱子里剩下的橘子都不好，努力寻找后，还能发现好橘子。不过，会越来越难找。"

● 如果卵子不再发育，激素将会失控

虽然体内依然留有可怀孕的卵子，但和年轻时的状态已截然不同，促卵泡激素（Follicle Stimulating Hormone）的过量分泌是处于

"能生育"与"不能生育"中间地带的女性的烦恼之一。

促卵泡激素是一种在生理周期之始非常活跃的刺激卵子成熟的重要激素。它在刚得到"上次排卵应该没有成功怀孕"的情报不久，便从脑下垂体跑向卵巢和子宫（图1-9）。

但是，高龄女性的卵子成长缓慢。如此一来，脑下垂体会认为"分泌的激素量还不够"，从而不断增加促卵泡激素。

"这种情况无异于爱唠叨的父母不断斥责不学习的孩子。"浅田义正医生如此说道，"这样一来，卵子会彻底陷入无反应状态。因为卵子具有'在长时间持续接受强烈刺激后习惯这种状态并开始不再反应'的特点。"

针对这种情况，为40多岁女性实施不孕治疗的医生们，正在尝试用雌二醇合成药物（该药物一般用于缓和更年期症状）缓和脑下垂体的治疗方法治疗患者。卵子一旦成熟就会释放出大量的雌二醇。因此，以药物的方式注入雌二醇，大脑就会错以为卵泡正如它所期待的那样健康发育，从而停止过量分泌促卵泡激素，让卵子发挥它本来的力量。从以上可以看出，激素并不是分泌越多越好，很多时候反而会"过犹不及"。

促排卵激素的运作图

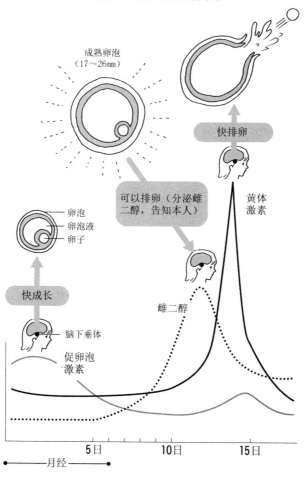

图1-9　卵泡从成熟到排卵的过程

● 卵子老化与孩子的优秀与否没有关系

因为没有不老化的身体，所以卵子不是已老化就是正在老化。不过，需要大家注意的是，即使卵子因老化而变得质量低下，母亲的年龄与孩子的能力也没有任何关系。换言之，母亲并非越年轻，生出的孩子就越优秀。关于这一点，第三章还会结合最新研究成果进行详细解释。

以明治时期的大文豪夏目漱石为例。夏目漱石是其母千枝在42岁时分娩的小儿子。千枝在这之前已育有很多孩子，以这样的高龄孕育生命，想必是受了不少苦。如果当时有避孕措施，而千枝也正好有效地阻止了这次怀孕，那应是日本文学史上的巨大损失。

在2008年登载于《朝日新闻》的连载报道"天才的培育方法"中，曾提及史上最强的棋士羽生善治（当时37岁）的母亲（当时75岁）。羽生善治是其母亲在37~38岁时分娩的孩子。

可成功孕育生命的卵子究竟藏有什么样的潜能，尚不得而知。但切忌将它与卵子老化问题混为一谈。

● 35岁以上女性的自然孕育力只有"20多岁女性的一半"

卵子老化，会给自然怀孕带来什么样的影响？

一位名为Dunson的研究者，曾做过一项研究。他将期待怀孕且没有采取任何避孕措施的夫妇聚集在一起，在把锁定排卵日的方法教给他们后，让他们在生理周期内如实报告"是否怀孕""在排卵日前几天同房"等信息。这份按年龄统计的报告被发表于生殖补助医疗的国际专门杂志*Human Reproduction*（图1-10）。

【按年龄统计】最易受孕日的自然怀孕率

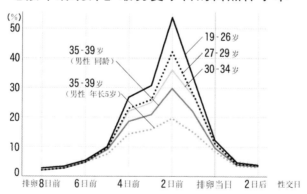

图1-10 按不同年龄、不同性交日统计的怀孕率
（源自：Dunson, D B, et al: Hum. Reprod. 2002; 17（5）:1399-1403. Changes with age in the level and duration of fertility in the menstrual cycle）

据该报告显示，不论哪个年龄段的人，最易受孕日都是从排

卵日前5天到排卵日当天的6天内，而怀孕最多的则是"排卵日前2天"。

在排卵日前2天同房，有一半以上的19~26岁女性怀孕。但是，年龄每上升5岁，受孕率就会明显下降。35岁以上女性，怀孕率只有30%。和25岁以前的女性相比，35岁以上的女性的怀孕率只有她们的一半。

从图1-10还可以看出，35~39岁女性，其怀孕率与男性的年龄有关。如果对方年长5岁，即40岁以上，怀孕率是拥有相对年轻伴侣的女性的三分之二。虽说男性的老化不像女性那样明显，但在女性的怀孕力即将达到极限之时，其影响就会突显出来。

● 35岁以后结婚的女性，有3成"没孩子"

据日本国立社会保障·人口问题研究所的"出生动向基本调查"显示，虽然每对夫妇拥有孩子的数量呈上升趋势，但35岁以后结婚的女性，在孕育孩子上，需花费20多岁女性的2倍时间（图1-11）。

女性的结婚年龄与孩子数量

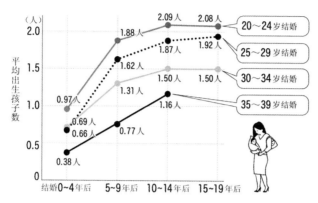

图1-11　按照不同结婚年龄、不同结婚年数统计的平均出生孩子数
（源自：国立社会保障·人口问题研究所"第14次出生动向基本调查（2010年）"）

观察第14次出生动向基本调查（2010年实施），我们可以看到，35~39岁结婚的女性，在结婚后5~9年这个阶段平均出生的孩子数为0.77人，尚不足1人。而25岁之前结婚的女性在同一阶段的平均出生孩子数为1.88人，数量是35~39岁女性的2倍以上，许多家庭都拥有两个孩子。

该调查还显示，35~39岁结婚的女性的最终平均出生孩子数为1.16人。从这可以看出，该年龄段的女性大多拥有一个孩子。因为很多女性都无法马上再次怀孕，所以很少拥有两个孩子。

有位名叫Menken的专家，其关于无孩子夫妇的比率（终生不孕率）的研究十分有名（图1-12）。

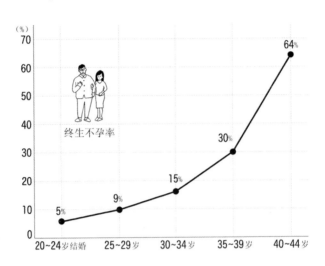

图1-12 女性的结婚年龄与无孩子夫妇的比率
(源自: Menken,J,et al.:Science.1986;233(4771):1389-1394.Age and infertility)

据该研究显示，20多岁结婚的女性，几乎没有无生育的例子。35岁以后结婚的女性大约有3成，45岁之前结婚的女性大约有6成没有孩子。

● 成功实现高龄分娩的众多明治女性

从以上这些统计数据可以看出，30~45岁女性处于比较微妙的灰色地带。不过，虽然与卵子老化有关的研究数据不断问世，但关于女性的孕育力，还有很多谜尚未解开。没有避孕措施的众多明治女性为何能实现数量惊人的高龄分娩、超高龄分娩，便是其中一个谜（图1-13）。

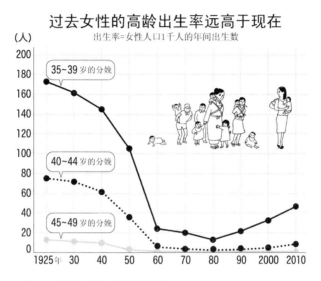

图1-13　35岁以上女性的出生率的推移变化
（该图表根据厚生劳动省"人口动态统计"、国立社会保障·人口问题研究所"人口统计资料集"等资料制作而成）

在日本，避孕法的普及始于战后不久。在此之前，从20岁左右开始不断生育的人，因为不知道如何避孕，所以一直到很大的年龄才停止生育。35岁以上的年龄，是一个让现在许多职场女性担心无法生育的尴尬年龄。但它在过去，却是一个让许多不想再生育的女性深感困惑的年龄。当时的高龄产妇，给孩子取名时经常带上"止""末"等字，意为期待"今后不再生育"。尽管如此，容易生育的人，还会接着怀孕、分娩。以我丈夫的奶奶为例，她从21岁初次分娩开始，一共育有12个孩子，最后一次分娩是46岁。

我曾前往厚生劳动省图书馆查阅以往的统计数据。让人惊讶的是，该图书馆竟然藏有90年前由内阁统计局编纂的《大正十四年父母不同年龄之出生统计》。翻开这本伤痕斑驳的册子，我看到了一个让人惊奇万分的世界。

大正14年（1925年），由45岁以上的母亲分娩的孩子多达18037人。这是现在45岁以上女性的21倍。让人更为惊讶的是，50多岁母亲分娩的孩子也多达3648人。关于母亲不同年龄的出生统计，比如堪称日本最老的该统计以及战前的统计等，可以在日本总务省统计局·政策统括官·统计研修所的主页上查阅。

现在虽然每年也有几十例50多岁超高龄女性分娩的记录，但几乎都以接受海外提供的卵子为前提。而上文提及的3648人，是在既没有卵子提供也没有不孕治疗的时代，由50多岁女性生育的孩子的数量。

现在，通过体外人工受精等高科技实现高龄分娩的人不在少数。但是，其分娩的最高龄，不论哪个诊所，46岁是上限。明治女性的孕育力远远超过了体外人工受精技术的能力上限。通过这次与史实的近距离接触，我意识到，身体内部其实藏有不可估量的力量。或许身体含有的某种生命力现正处于沉睡状态。

此外，观察海外18世纪、19世纪的分娩年龄报告，我们也可以发现，其他国家在无避孕措施的时代也有很多高龄分娩的实例。在经济发展、生活水平提高后，许多国家曾一度出现20多岁女性集中分娩的现象，随后则转至晚婚晚育时代，这是发达国家的共同现象，而日本也正是如此（图1-14）。

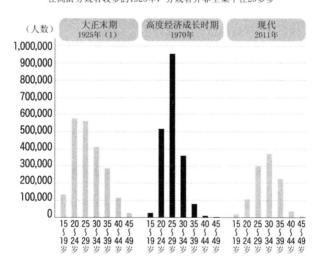

图1-14 不同时代、不同年龄的出生人数的变化
（该图表根据厚生劳动省"人口动态统计"、（1）内阁统计局编纂《大正十四年 父母不同年龄的出生统计》制作而成）

现在，发达国家的平均分娩年龄已恢复至过去水平。以法国为例。法国20世纪初（1900年）的平均分娩年龄和现代（2009年）相

同，都是29.5岁。或许大家都会认为100年前的平均分娩年龄应该比较年轻，但因为当时高龄分娩者较多，所以其平均值与现在持平。

●● "孕妇很年轻"是昭和时代的特殊现象

有的医生会对高龄分娩者提出忠告："你的年龄不是孕育孩子的年龄。20多岁孕育孩子是人类的自然姿态。"但是，如果了解史实，我们就会知道，"孕妇很年轻"是经济高速增长时期的特殊现象，只存在于昭和时代。

集中于20多岁的"一揽子生产"是一时出现的社会现象。二战后，父母为了追求"富足的生活"——家电齐全、车房俱全、高学历孩子，不约而同地减少了孩子的数量。而这正好与早婚现象重合，所以当时会给人留下"孕妇很年轻"的印象。虽说如今20多岁不孕育孩子的确属于不正常现象，但如果考虑到生物的自然规律，只在20多岁分娩也显得极为不正常。

自然把最佳孕育生命期设在20多岁，但这并不是说人只能在最佳孕育生命期孕育生命。人既可以在较佳时期，也可以在"勉强可能"的时期孕育生命。随着生育间隔拉长、流产次数增多，人自然会停止孕育生命的步伐，而这也正是自然的安排。

"2012年日本艺人坂上美纪53岁诞下一子"曾成为众人热议的话题，大家都好奇她用的是否是自己的卵子。但其实用自己的卵子也并非不可能。就像有人能活到100岁一样，50岁依然拥有可孕育生命的卵子的人自然也存在。迄今为止，由于几乎没有人想在这个年龄孕育生命，所以一般通过采用避孕和人工终止怀孕等措施，阻止孩子降临人世。如果今后不介意超高龄分娩的人不断增加，或许沉睡了半世纪的生命力就会逐渐苏醒。

◉◉ 多产时代的子宫，血液循环好

众所周知，经常使用的器官会变得强大，不使用的器官则会逐渐退化。如果过去女性的怀孕力、分娩力和现代女性相同，就必须考虑下器官的"用进废退"原理。

对多产时代女性的强大孕育力深感震惊的我，每次与妇产科医生见面，都会拿大正14年的统计数据征询医生的看法。而医生的意见也是因人而异，既有认为"这数据很奇怪"的医生，也有说"海外也有相同的报告"的医生。说"海外也有相同报告"的医生都是不孕治疗领域的专业医生，他们看到这组数据后都会说："这些人因为年轻时拥有丰富的分娩经验，所以可以在这么大的年龄孕育生命。"

我曾翻阅过日本红十字会助产师学校珍藏的日赤产院（现·日本红十字会医疗中心）历史性文献《日赤产院创立30周年纪念册》。观察大正11年（1922年）~昭和5年（1930年）年按分娩先后顺序排列的产妇的平均年龄，我发现，第6子的平均分娩年龄超过35岁，第9子及其以后孩子的平均分娩年龄均在40岁以上。从这可以看出，前文介绍的大正末期的超高龄分娩者，很多都是分娩孩子多达10人以上的女性，如同我丈夫的奶奶一样。

浅田义正医生曾说："孕育过生命的女性，其子宫周围的血管较粗。""年轻时，我经常在大学附属医院做剖宫产手术。处于临产状态的子宫，其周围血管高度隆起，十分壮观。血液循环非常好。因为分娩后的血管比怀孕前更粗些，所以孕育过多个孩子的女性，其骨盆内的血液循环非常好。"

如果骨盆内的血液循环很好，不仅卵巢和子宫可以获得更多的营养成分，而且更能促进排卵。因为排卵只有接收到促卵泡激素的指令才能进行，而促卵泡激素经脑下垂体分泌后会进入血液循环。

"在脑下垂体不断将激素释放到全身血液中的过程中，激素会逐渐分解、消失。因此如果血液循环不佳，子宫和卵巢就无法得到足量的激素。在这一点上，血管越粗越有利。"浅田义正医生如此说道。

此外，IVF咏田医院院长咏田由美医生也曾指出："由于女性在怀孕期间处于无月经状态，而多产女性的月经次数明显少于平常人，所以可以在高龄孕育生命。""无月经时间较长的过去时代的女性，按现在的说法，其无异于从年轻开始一直吃避孕药的人。'排卵、为怀孕做准备'这项艰巨的任务，对卵巢来说是很重的负担哦！"

咏田医生还告诉我，包括她在内的很多妇产科医生都会让自己的适龄女儿吃避孕药。因为如果为排卵分泌的激素长年累月地暴露在外，就容易引发妇科疾病等问题。

"现在，患上子宫内膜异位症、子宫平滑肌瘤的现代女性不断增多。而其中绝大多数重症患者都是没有分娩经验的女性。在视年轻时孕育多个孩子为平常现象的过去，几乎没有人为这些病烦恼。"

◖◗ 不趁年轻孕育生命的理由

在年轻时有过分娩经历的女性，如果35岁以上再次分娩，就会轻松很多。但是，如今选择在高龄初次分娩的人却越来越多。

那么，为什么初次分娩年龄如此之高呢？

"工作女性不断增加"是大家经常提到的理由。此外，最近有人提出"因为学校没有为我们普及卵子老化等相关知识"。果真如此吗？我在听取了很多女性的意见后发现，虽然大家对"生育年龄上限"意见不一，但很多女性在迎来30岁之时都会开始思考"只有工作、没有家庭的人生是否完整"等问题。她们想成家生子，但"没有合适的对象"这个问题却如高墙般立在路中，阻止她们前行。

绝大部分高龄分娩的女性，在被问"你为何成了高龄初产妇"时，都会回答"没有遇到合适的对象""结婚比较晚"等。结婚晚，再加上不孕、流产等烦恼的出现，分娩自然就会更晚。

针对这个问题，我曾与分娩·育儿信息网"Baby Come"共同开展一项以140名高龄初产妇为对象的网络调查。其中回答最多的是

"对象问题"（图1-15），其次是"怀孕力问题"。

你为何成了高龄初产妇？（多项选择）

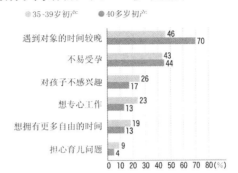

图1-15 以140名高龄初产妇为对象的网络调查
（河合兰与"Baby Come"网共同调查 2010年）

第14次出生动向基本调查也显示，最近没有交往对象的未婚者正在急剧增多（图1-16）。

没有交往对象的未婚者正在增加中

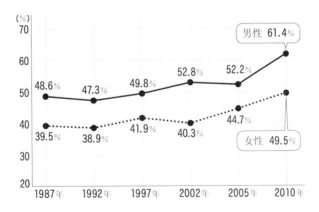

图1-16 没有交往对象的未婚者的比例
（源自：国立社会保障•人口问题研究所"第14次出生动向基本调查（2010年）"）

请大家不要误会，详细阐述男女不易结婚这一现象并非本书的目的。做这些调查，我只是想让社会更多地理解女性，因为晚育化现象根源于男女的晚婚化，何时分娩并非女性单方面可选择的行为。如果社会不支持35岁以上人群的"虽然有些晚但想生育"的愿望，那么孩子只会越来越少。

在下一章中，我将为大家介绍备孕的方法。

【总结】

·30多岁初产——这是现在日本的标准。从前少子化现象的出现是因为有许多以工作为理由选择"不生育"的女性，而今平均初产年龄的上升是因为晚婚和不孕等"阻碍生育"问题的出现。

·35岁以上女性的自然孕育力只有"20几岁女性的一半"。很多35岁以上的女性都能孕育生命，但需花费20多岁女性的2倍时间。

·关于"生育年龄上限"问题，有很大的个体差异。

·历史上高龄分娩的人非常多，女性拥有的潜在能力是个未知数。但现代女性由于深受晚婚化、少产化的影响，其晚育能力正在不断减弱。

·怀孕力，并不会在突然之间消失，而是一点点地、慢慢地减少。

· 接受体外人工受精治疗有年龄上限，一般43岁以后很难成功。

· 男性的老化也会影响怀孕力。

· 20多岁结婚的女性，几乎没有无生育的例子。35岁以后结婚的女性大约有3成，45之前结婚的女性大约有6成没有孩子。

49岁自然分娩的实例 ～ฬฬ～

白桦八青（52岁 歌手·演员）

24岁初婚、41岁再婚

分别于27岁、29岁、49岁分娩（自然受孕）

● 43岁流产时被告知"流产是你这个年龄段的正常现象"

因为与再婚前生育的孩子同住在一起，所以再次怀孕显得十分复杂。但不仅丈夫希望有个宝宝，我也认为"如果还能生育该有多好"。大家在得知我49岁怀孕时，都非常震惊，有人甚至说"这次怀孕是我的执念感动了上天"。其实我想孕育宝宝的心情并没有那么强烈。

对我来说，之前的2次流产是非常痛苦的体验。43岁时，第一次流产，当时十分失望。当医生和我说"流产时你这个年龄段的正常现象"时，我深切地感受到了现实的严峻和残酷。

曾有一段时间，我拼命在网上查阅"人的生育年龄上限"，网上有不少"世界最高年龄"的实例，但不知用的是不是自己的卵子。渐渐地，我不再寄希望于这些特殊的例子。若能生，自然会生；若不能生，强求也是徒劳。经过各种希望与失望后，我终于明白了这个道理。

医生也没有劝我去看不孕治疗门诊。可能是因为这个年龄已没有成功的希望了吧，周围人也不曾劝我去。后来，我在48岁时再次经历流产。这让我产生了放弃的念头。

● 49岁时听到胎音

发现第3次怀孕时，我抱着必定会流产的想法去妇科就诊。我心想只要我和医生说"没来例假"，就会被问一些与更年期有关的问题。于是，一边安慰自己一边做妇科检查。结果听到医生说："啊，没来例假是对的。有了哦，里面。"接着医生让我听胎音。当从听诊器那传来"咚咚咚"的声音时，我意识到"小心脏已在跳动"，眼泪不禁夺眶而出。当我看到画面中如同勾形玉坠般的胎儿模样时，我心想："只要让我拥有他，此生便知足了。"因为我知道，这个年龄还能怀孕已是奇迹。

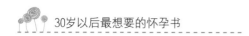

随后，医生却问我："打算要吗？"之后我才了解到，凡是高龄女性被查出怀孕症状，都会被问这个问题。

我没有做羊水检查。有过两次流产经历的我深知，不具备出生力量的孩子终究不能来到人世，所以我告诉自己"一切顺其自然"。如果孩子能降临人世，我就努力孕育。不论生下什么样的孩子，我都竭尽全力抚育。

怀孕期间血压一直偏低，医生说可能有些贫血，但我也没配药。为此十分担心的亲朋好友，纷纷前往全国各地的神社寺庙为我求福。于是，我收到了许多保佑平安分娩的护身符。分娩前，医生建议我做剖宫产。我考虑到自己的年龄实属不小，便点头同意了。

● 大儿子的同班同学是妈妈友

在育儿过程中，常常被人错认为我是孩子的奶奶，这让我很是困惑。因为上面有个20多岁的女儿，所以经常有人以为那是孩子的孩子。在家附近与邻居闲谈，我也不知道那人会认为我儿子是谁的孩子。因此，当听到"孩子长得和妈妈真像"时，我就会问："你认为他的妈妈是谁？"很多人都认为他是我女儿的孩子。当我告诉他（她）"这是我的孩子"时，对方顿时语塞。这类事情已发生过多次。

大儿子上托儿所时的同班同学是我的妈妈友哦！连托儿所的园长都认为我是替孙子办入园手续。当我说"这是我的孩子"时，他十分惊讶地说："啊，真不可思议啊！"我想，之所以让人觉得不可思议，是因为我的人生经历与同年龄段的人完全不一样吧！

身边有已有孙子的朋友，这种感觉更为奇怪。但我却乐在其中。因为他们在惊讶语塞之后都会献上"这是件高兴事"等美言。虽然只有同年龄段的人会这么说，但每次听到这样的话，我都很高兴。

我并不认为我的老化速度慢。现在我已不能像年轻时那样熬夜工作。每次哄完孩子睡觉，我也一起睡下，或许这是托了健康生活的福了吧！

我认为练习呼吸对健康来说十分重要，不过我并不是因为想怀孕才开始练习呼吸法。我是一家朗读教室的主持者。我的教室，每次上课都从调整呼吸开始。将气全部吐出后吸气，方法很简单，却可以起到放松身心的作用。每次练完，教室的氛围都会焕然一新。

孩子20岁时我70岁，不行吗？

现在培育孩子已不能采取20年前的培育方式。过去20多岁的妈妈经常骑着前后各搭载一个孩子的自行车，而今自行车早已被汽车取代。坦白地说，我经常想，人过于拼命未必是件好事。当年经常帮我带孩子的父母，一个已逝世，一个在养老院。而今，经常得到周围人帮助的我，每天也过得也很开心。

一提到高龄分娩的话题，他们都会问我："当你孩子20岁时，你多大岁数了？"答案是，我70岁。为什么70岁就不行呢？我认为育儿不由年龄决定，因为不论多大都有不堪生活所累的人。

也有一位朋友对我说："我一直认为，50岁是开始整理人生并迈向人生终点的时期，这个时期不应开展新事务。但我看到你后，之前的想法被彻底推翻，也想尝试做点什么。"就像这样，如果我的事例能给人以鼓舞和力量，我非常高兴。

克服乳腺癌后成功怀孕的实例～～～～

渡部麻由（49岁 职业咨询师）

35岁结婚

分别于36岁、47岁分娩（自然受孕）

◉◉ 因乳腺癌接受乳房全部摘除手术

第一个孩子出生时我36岁。35岁结婚后马上就怀孕了。产后我立即返回职场，几乎每天都是保姆接送上托儿所的孩子。挣的钱非常多，绝大部分收入都花在了保姆身上。但因为当时正值山一证券破产之际，我认为"时代已经变了，如果现在辞职，就再也找不到工作了"，所以一直坚持奋斗在工作岗位上。

4年后，考虑到年龄因素，我前往医院做身体检查。结果被告知已发现乳腺癌。儿子当时3岁。当时我没有庆幸"发现及时"，反而觉得在不知不觉中死去更好，毕竟痛苦很快就能结束。此外，我还觉得要是没生孩子就好了。在医院时，大家纷纷说："有孩子真好啊！"但对于我而言，要是没有孩子，死去时就不会留恋这个世界。

最初做的是保全乳房的手术，但后来由于医生发现乳房中还残留癌细胞，这样下去危险性很高，所以要求在2周后做全部摘除手术。听到这个消息的时候，我非常痛苦，不想和任何人说话。当时处于这种状态的我，完全无法想象现在的生活：做完手术6、7年后，在47岁时再次生孩子。

当持续了5年的抗癌药终于停服后，生理开始恢复正常。就在此后不久，我发现意外怀孕了。丈夫当场一句话没说出来。他开口的第一句话是"身体为重"。之后，我拿着怀孕报告给乳腺科的医生看。因为医生说"怀孕了也没事"，所以我决定生下孩子。在分娩第一个孩子的医院，我迎来第二个孩子的出生。

● 只要看着孩子，我就对未来充满希望

我时常想，这次怀孕可能是DNA因得知我正陷入生命危机而发起的一场拯救活动。我这个生命个体会在某一天消失，而DNA想要留下来。上天让我怀孕应该是出于这个目的吧！关于超越自我的生命存在，我思考了很多。

在怀上这个孩子之前，我一直认为自己剩下的日子已不多，因此一直以消极的心态生活，既不开始新生活，也不思考未来。但自从怀上这个孩子后，我意识到，我是一个可以思考未来的人。

我知道，身体到我这个年龄已开始衰退。但这个孩子将不断茁壮成长。因此，我心中充满了"还有后续者"的希望。

在产科医院，助产师说我是"本院的最高龄孕妇"，这让我有些不安。后来医生的话让我安心不少，他告诉我："没事的！能怀孕说明你还年轻啊！"在医生的和助产师的鼓励和帮助下，我顺利生下了宝宝。不过，怀孕期间我一直听从医嘱，表现十分乖巧。

喜欢游泳的我，一直游泳到分娩3天前。我从年轻开始就有游泳的习惯，现在每周去游泳馆1次。

因为之前的工作非常繁重，近几年经济上也比较宽裕，所以我在46岁时选择了辞职。现在对于我而言，育儿就是我的工作。这是上天赐予我的工作。

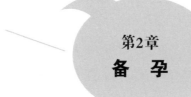

第2章

备 孕

35岁以上高龄女性的怀孕方法

有过高龄分娩经历女性,只要在女子俱乐部等地透露自己已生育的事实,就会被众人要求传授怀孕的秘诀。

那么,35岁以上的高龄女性是怎么怀上孕的呢?为了统计怀孕方法,我曾与分娩·育儿信息网"Baby Come"共同开展过一项以最近刚分娩的894名女性为对象的网络调查。调查结果如图表2-1所示。

据该调查显示,坊间盛传"已丧失孕育力"的35岁以上女性,"自然受孕"的人数占7成以上,远远高于其他受孕方式。

但是如果是"怎么也怀不上"的人，建议不要过度相信自己的怀孕力。自然受孕的人，25岁以上女性占9成，35岁以下女性占8成，35岁以上女性占7成，40岁以上女性占6成，年龄每上涨5岁，人数就减少1成。特别是40多岁女性，接受体外人工受精治疗的比例非常高。40多岁初产的人，每3人中便有1人通过体外人工受精怀孕。其他相关调查显示的结果也大致与之相同。

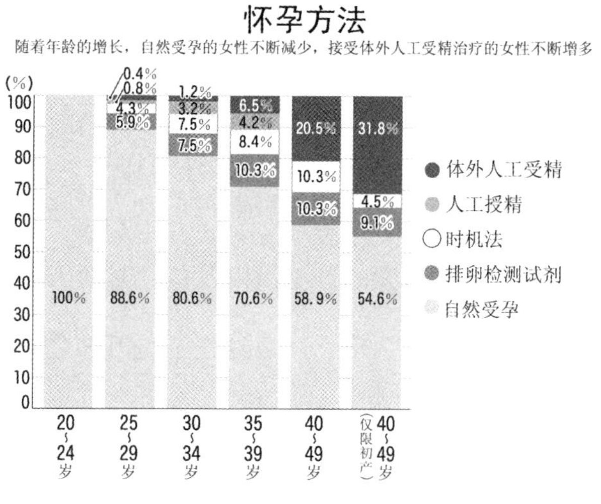

怀孕方法

随着年龄的增长，自然受孕的女性不断减少，接受体外人工受精治疗的女性不断增多

图2-1 以最近刚分娩的894名女性为对象的网络调查
（河合兰与"Baby Come"网共同调查 2010年）

现在，提高怀孕率的方法有很多种，比如排卵检测试剂法、时机法、人工授精法、体外人工受精法等，以下我们就来逐一说明。

通过推算排卵日并在临近日子同房的方法，是一种非常简单的方法。用这种方法怀上孕的人不在少数。过去的方法是，早上起床前在被褥中测量基础体温，通过记录推算排卵日。但是，基础体温法只能从大体上把握生理周期的规律，并不能准确预测排卵日。如果想更准确地预测排卵日，可以购买排卵检测试剂。这种试剂在有调剂师的药局和网上均有售。

排卵检测试剂是一种能测到发出排卵指令的黄体化激素（LH）的急剧上升值"LH Surge"（Surge意为高峰）的试剂。一般认为，排卵在黄体化激素上升后的36~40小时发生，卵子可受精的时间是排卵后的12小时左右。因此，如果在出现阳性反应的当日或翌日同房，精子就有可能与可受精的卵子相遇。

不过，由于黄体化激素的分泌量以及持续时间因人而异，有的人可能无法顺利测到阳性反应，所以这也不是万能之法。难以怀孕的人，或许自身便存在导致不孕的原因。这种时候，光靠自身努力只会浪费更多的时间。

"精液变稀"是谎言

如第1章所述，最易受孕日是从排卵日前5天开始。因为精子可以在宫颈管黏液和输卵管中生存3~5天。因此，没必要非得在排卵日即将来临前才同房。

如本书27页图1-10的"最易受孕日的自然怀孕率"所示，在排卵的前两天更易受孕。因此，能把握生理周期的人，只要在此期间（从排卵前5天到排卵当日）频繁同房，就能大幅度提升怀孕率。

人们常说："如果同房次数多，精液就会变稀，从而导致不易怀孕。"但专门治疗男性不孕的专家们却一致表示："这是无稽之谈，是种迷信。在最易受孕期，如果可能，最好每日都同房。"

当今备受世人关注的实施"Fresh·Mico·Tese"高端手术第一人石川智基医生（日本兵库县·石川医院副理事长）是一位致力于精子启蒙活动的热心医生。他很肯定地告诉我："即使增加射精次数，精液量也不会减少，精液中的精子浓度也不会发生太大变化。射精次数多，反而会增加优质精子的数量。"

据石川医生说，制造出来的精子只能在精巢内储存10天左右，如果不使用，精子的质量会退化。最终精子会死亡，并被身体吸收。死亡的精子会分泌出一种名为活性氧的物质，而这种物质对新精子有害无益。精子怀孕力的低下以"退化"的方式体现，虽说不像卵子那样经过数年数月才会发生变化，但基本上是同一类型的变化。

◉◉ 在医生指导下的时机法

用超声波观察卵泡的成长（卵泡监测），并在医生指导下选择最易受孕日同房的方法，我们称为"时机法"。等包裹在卵子外面并装有液体的卵泡长到直径17~26毫米大小时，成熟的卵子就会排出。

在日本，时机法指导可申请公费医保。如果在妇产科用排卵检测试剂检查黄体化激素，其检查费用也在医保范围内。不过，每周期检查6次是上限。

时机法应用于实施不孕治疗的最初阶段。如果经过医生诊断和各项检查后未发现大问题，医生就会从时机法开始着手治疗。

一提到不孕治疗，大家可能都会想到体外人工受精。其实在开展不孕治疗的正规医院，时机法是普遍实践的治疗方法。而且，通过时机法成功怀孕的人非常多。

◉◉ 比体外人工受精负担少的人工授精

人工授精和体外人工受精经常被混为一谈，其实它们是两种截然不同的方法。

所谓人工授精，即配合排卵的时机，把健康的精子、没有不纯物的精液送入子宫的一种方法。导管又细又软，毫无疼痛感。因为这种方法能省去精子游动的前半路程，所以当用时机法依然无法怀孕、精液检查的结果不太好、宫颈出现问题时，医生会推荐人工授精治疗法。费用只需数万日元（译注：约合人民币几千元）。世界上第一例人工授精婴儿诞生于18世纪末，它的历史十分悠久。

不过，其怀孕率明显低于体外人工受精。很多报告都显示，其怀孕率是"时机法的2倍"和"体外人工受精的1/4"。据日本妇产科学会的全国数据显示，体外人工受精的怀孕率是35岁为3成、40岁为1成左右。而怀孕率是体外人工受精的1/4的人工授精，其成功率确实不高。但是，人工授精具有一大优势，即不论是身体负担还是经济负担，都比体外人工受精轻很多。它可以像时机法一样反复尝试。

在做5~6次人工授精后还未怀孕的年轻女性，可以考虑体外人工受精治疗法。人工授精和时机法一样，可以为高龄女性节省时间。不过，如果35岁以上女性在实践时机法和人工授精法总计6次后还未怀孕，很多医院都会建议接受体外人工受精治疗。当然，实施与否，还得考虑夫妇的条件和愿望。什么时候接受体外人工受精治疗，可以说是所有接受不孕治疗之人的最大烦恼。这种时候，夫妇可以先找医生和专家咨询，然后再做最终决定。

●● 每36人中有1人通过体外人工受精技术降临人世

当时机法和人工授精法等通通不奏效、输卵管堵塞或精子质量有问题时，一般会建议实施体外人工受精治疗法。

通过体外人工受精技术降临人世的宝宝也被称为"试管婴儿"。1978年，第一例试管婴儿的降生曾轰动整个世界。之后体外人工受精技术实现了飞跃的发展和广泛的普及。尽管如此，从开发之初到2010年罗伯特·爱德华兹获得诺贝尔奖，体外人工受精技术经历了漫长的32年才被官方正式认可。诺贝尔奖的颁发，对那些依然能记住当年世人偏见的相关人士来说，是个天大的好消息。现在每年依靠这个技术降临人世的孩子，仅日本就有近三万人，相当于每36人中便有1人是试管婴儿。

在实施体外人工受精的取卵时，一般会给患者注射麻醉药。之后，医生一边通过超声波观察，一边用针取出包含卵泡液体在内的卵子。卵子是人体中最大的细胞，因此只要注意观察，就可以用肉眼看到卵子在无影灯照射下的培养液中微微发光的浮动状。

在拥有团队医疗的不孕治疗专门机构，胚胎培养士在收到卵子后，或立即将患者丈夫的10~20万个精子散入培养皿使其受精，或实施显微授精。

当受精卵形成"早期胚"（受精2天后）或成长为"胚囊"（受精5~6天）后，用管子将其送入子宫。这个被称为"胚移植"的操作步骤，不会像取卵那样给人带来疼痛感。受精卵逐渐进入子宫的过程可以通过超声波设备观察到。这时，可以和丈夫一起观察这个过程。

● 体外人工受精的费用是1次30万~80万日元

在日本，体外人工受精的治疗费用不可申请医疗报销，每次大约需要花费30万~80万日元（译注：约合人民币17400~46400元）。"年收入合计不超过730万日元（译注：约合人民币423400元）"的日本夫妇可以申请国家特定不孕治疗扶助项目的政府补助资金，1年2次，每次15万日元（译注：约合人民币8700元），最多可享受5年。

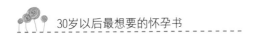

正如14页的按年龄统计的体外人工受精的流产率所示，日本虽然是世界最大的不孕治疗国家，但治疗的效果却不佳。

体外人工受精，以1~3次成功怀孕的例子居多，绝大多数人在5次内可成功怀孕。虽然它有很多选择项，医生可以尝试变换各种手法，但只要重复做过几次，就能尝试到所有方法。因此，即使再接着做，也不能提升怀孕率。这时，可以判断夫妇难以怀孕的原因是卵子或精子存在质量问题。

在接受体外人工受精治疗的患者中，不乏有已奋战多年却迟迟不成功的人，她们有的甚至将战胜不孕作为人生的目标。因此，现在越来越多的医生会在治疗开始前清楚地告诉患者："高龄女性的体外人工受精，成功几率低，希望你做好'预算'和'打持久战'的准备。"接受体外人工受精治疗时，可以通过注射下文介绍的促排卵针提升怀孕率。但因为身体需要休息，所以不能每月都开展。

接受体外人工受精治疗后仍然不能怀孕的夫妇，依然有多种选择。在日本的不孕夫妇中，既有选择丁克生活的人，也有继续接受时机法和人工授精法治疗的人。如果是卵子老化以外的不孕原因，还可以采用将闭塞的输卵管变畅通的"输卵管形成术"、精索静脉瘤切除术以及"Fresh·Mico·Tese"等治疗男性不孕的手术。此外，有些不拘泥于血缘关系的人会选择领养孩子，或接受亚洲人、美国人提供的卵子。不过，这会涉及到很多问题。因此，从总体上看，这类申请者并不多。

● 用冻结的受精卵孕育弟弟或妹妹

除了让精子和卵子相遇结合，体外人工受精还有另外一种战略：通过打促排卵针让多个卵子发育。

多取出几个卵子，不仅能提升获得强生命力的卵子的几率，还能提高怀孕率。遗憾的是，许多高龄女性，即使打了促排卵针，体内也没有多少卵子。不过，也有体内仍留有很多卵子的人。这样的人即使年龄很大，实施体外人工受精也能取得不错的效果。

因为可以通过冻结保存受精卵，所以已形成多个受精卵的人，可以将冻结的受精卵逐个送回子宫。如果怀孕成功后依然还有未使用的冻结卵，可以在分娩后将其送回子宫。这样就可以用数年前停止发育的受精卵孕育出弟弟或妹妹。

如前文所述，女性在排卵时通常只排出一个卵子，其他则全部消失。而促排卵针的功效是让其他卵泡停止萎缩，都发育成成熟的卵子。

可能有人会觉得："本应消失的卵泡即使发育成长了，也没有降临人世的力量。"但浅田义正医生说："在以自然状态萎缩的卵子中，存在优质卵子的可能性很大。"人在自然排卵时，如何选出其中1个卵子，尚未形成定论，但偶然性是比较有力的说法。

"当脑下垂体发出排卵的指令后，一般我们认为其中最大的卵子会被排出。换言之，体积最大的卵子会被排出。但实际上，第2大或第3大的卵子很可能是该周期最优质的卵子。

如果能发育成宝宝的卵子只有1个，那么每取1次卵就只能孕育1次生命。但实际上并非如此。通过1次取出的多个卵子成功孕育多个生命的人不计其数。自然排卵或许可以拿农民摘果做比方。在某个阶段，农民摘下所有果子，不光是长势最好的果子。但是，如果农民采用了特殊的肥料，没准就可以收获树上的所有果实。"

浅田义正医生的话让我想起了我在甜瓜温室大棚采访时的情景。当时我20多岁，在某家料理杂志工作。我采访的那家以栽培高级香甜瓜出名的农户，发往市场的甜瓜个个又圆又大。据说这是采用了每株只能结一个果实的严格栽培方法。在回去的路上，我发现，这一带农民采摘的小甜瓜在被加工成酱菜等物后摆放在店头。

看到这么多被摘取的小甜瓜，我不禁感叹："难道就没有办法让它们茁壮成长了吗？"

关于精子，我们都会认为，在输卵管竞赛中第一个冲入终点的实力者就是成功受精的精子。但实际上并非完全如此。

得益于体外人工受精技术的开发与应用，我们可以在不孕治疗的现场清晰地看到生命开始的瞬间。受精时，大批精子围在卵子的周围，试图突破卵子外壁。当卵子外壁几乎被打开时，其中1个精子会从头部的顶端释放出某种酵素，然后进入卵子。第一个最先到达的精子会尽其所能进入卵子，但有时会出现因精疲力尽而败下阵来的情况。这时，其周围处于游移状态的精子就会接着战斗，在突破卵子外壁后顺势而入。而就在这个瞬间，其他精子都失去了进入卵子的机会。可以说，这是一场运气和实力的比拼。

精子和卵子在最终结合前需要经历非常严格的自然淘汰。最后哪个精子、哪个卵子把握生命的权利，具有一定的偶然性。至于其中原因，浅田义正医生认为"自然只有通过随机选择遗传基因才能达到个体多样化的目的"。

"认为只有优秀的宝宝才会出生，这属于优生思想。其实什么样的个体是优秀的，不同时代有不同的定义。比如，在我初为医生的那个时候，绝大多数人都在年轻时排卵怀孕，根本不用考虑卵子的保存问题。而如今，在发达国家，可长期保存的拥有DNA的卵子反而对生存更有利。这如果用达尔文的进化论来解释，那就是'运用适应多变环境的战略，以达到适者生存的目的'。"

什么时候去妇产科就诊为好

自然受孕、时机法、不孕治疗——要想知道哪种怀孕方法更适合自己，实践是最好的办法。首先，与其担心卵子老化问题，不如先保证优质的性生活。没有生殖障碍且有积极性生活的夫妇，只要停止避孕、多留意排卵日，或许就能在感受到年龄障碍前顺利怀孕。

但是，如果花费了很多时间也没能自然受孕，就有必要去妇产科做下检查。那么，在医生们看来，等待自然受孕的时间多长为好呢？

很多国家对不孕症的定义是"1年内不怀孕"（日本为2年）。但高龄女性的时间有限，一般建议尽早去妇产科就诊。

在国外，专家学会都会给大众制定就诊的准则。美国生殖医学会（American Society for Reproductive Medicine）建议：35岁以上的女性如果在性生活6个月后仍未怀孕，请找专家咨询。此外，加拿大的妇产科学会也提议：35~37岁女性如果半年内未怀孕，应尽早就诊，38岁以上女性则应更早。

关于什么时候去妇产科就诊为好，日本专家还未达成一致意见。因此，不同的医生有不同的就诊建议。在日本，有的医生会建议：35岁以上女性，如果想要小孩，就马上来妇产科。

而另一方面，东京都世田谷区·梅丘妇产科院长辰巳贤一则建议：等待自然受孕的时间，35岁以下女性1年，36~39岁女性半年，40岁以上女性3个月。

没有怀孕的女性，可以在参考以上建议的基础上，选择某个时间拜访经验丰富的专家。有的人可能会说："每年都参加单位体检，每次的妇科检查都显示自己很健康。"其实这种体检，只能检查出是否有妇科疾病。对怀孕来说最重要的"输卵管是否畅通""精子和卵子能否相遇"等问题，不论是公司体检，还是宫颈癌检查、自我定期检查，都无法查出。

有的不孕治疗的高人气医院，就诊人数很多，需要提前数月预约。如果觉得有可能前往医院就诊，建议提前打听好预约方面的详情。

● 医院和治疗方法的选择

听过来人谈不孕治疗的次数越多，我越发感觉到，对于不孕治疗来说，医生的选择非常重要。因为有太多的人因选择了一个既没有机会接触最新医学情报也没有先进设备的医生而导致治疗效果不佳。

我认为，最好在不孕专门医院或设有不孕门诊的医院中，找出一家实施你认同的治疗方法的医院。妇产科分周产期医疗（分娩前后的医疗）、肿瘤、更年期以及不孕治疗等几大领域，一位妇产科医生不可能掌握每个领域的最新知识。

切忌以"因为离家近，方便就诊""因为有名""因为名人都在那治疗"等理由选择医院。虽说网上有大量的评价和信息，但什么人在什么情况下写这些内容，我们并不了解，而且有的医院会采用"秘密营销法（伪装成患者的宣传行为）"宣传医院。

或许有人会认为："不过是初期检查，去哪儿都一样。"这也是错误想法。因为即使是去全国连锁的星巴克，也不能保证每个地方的星巴克都拥有让你喝上相同水平咖啡的管理体制。不同水平的医院，不仅检查项目不相同，而且即使是做相同的检查，其舒适度、解释结果的清晰度和说明的方式都不尽相同。

因为采访不孕治疗的关系，我遇到了很多拥有惊人体验的患者。有位女性，因贪图便利而选择了一家没有输卵管检查专门设备的产科医院。她在不知输卵管是否畅通的情况下反复做了多次人工授精。历经1年也没有怀孕后，前往另一家医院接受输卵管检查，结果发现，输卵管并不畅通。

未做任何检查就推荐体外人工受精的"名医"

近30岁的公司职员I，看到杂志上登载的"不孕治疗的名医，圆了许多名人的妈妈梦"的宣传报告后，满怀希望地前往这家东京都著名医院就诊。但是，她刚说完"结婚近两年还未怀孕"，在没有让做任何检查的情况下，院长就直接断言道："要想怀孕，只能做体外人工受精。如果不做，终生不能怀孕。"接着他还说："我院的体外人工受精技术在全日本数一数二。来到这里，你很幸运。"

I对这位院长的言行颇有疑虑，最后决定转院。之后的这家医院在让I做了当天即出结果的血液检测和超声波检查后，决定当月开始实施时机法。可喜的是，当月就成功怀上了孕。现在已顺利产下宝宝。

未做任何检查就推荐体外人工受精的医院，与其说是医疗机构，不如说是体外人工受精中心。因为体外人工受精确实是怀孕率最高的治疗方法，所以自从该技术普及以来，不论是医生，还是接受治疗的患者，都有"做检查也不能怀孕，还不如直接选择怀孕率最高的方法"的思想倾向。特别是高龄女性，更容易产生这种想法。我曾在某分娩医院听到某位40多岁的孕妇说："我去的那家医院，只要是40岁以上就推荐显微授精治疗法。"

但是，并不是所有医生都有这种倾向。从该技术引入初期一直从事体外人工受精治疗工作的医生们，因担心急速发展会带来诸多问题，正在寻求以更合理更安全的方式推进体外人工受精技术的实施。

在担心"卵子老化"的女性和不孕治疗患者不断增多的今天，伦理观的培养在保证不孕治疗的质量和防止过度商业化方面，具有举足轻重的作用。

担任日本生殖医学会副理事长的德岛大学研究生院健康生物科学研究部妇产科领域教授苛原稔说："日本的不孕治疗，如果卵子本身没有问题，怀孕率非常高。当初的目标，已经达成。但在高技术普及的背后，承担治疗副作用和高昂治疗费等重负的人不断增加。如果这种负担是怀孕必须承担的，那自然是没有办法的事。但实际上有些是可以避免的。在其他治疗方法均告无效后，才应选择体外人工受精治疗法。如果让用时机法也可怀孕的人接受体外人工受精治疗，可以说是对该技术的滥用，有百弊而无一利。"

在日本，利用保险范畴内的时机法和1次只需数万日元的人工授精法即可怀孕的高龄女性大有人在。这是不争的事实。即使是体外人工受精技术精湛的医院，在接待初次就诊的患者时，也应先做检查。如果检查结果没有问题，就应建议"从时机法开始做起"。虽然在尝试时机法期间会浪费一些时间，但只要在短期内尝试，就不会造成大的影响。

体外人工受精，对身体的"创伤"也很大。它虽然已非常普及，但副作用依然存在。比如，取卵时需要用针刺扎卵巢，因而伴有感染、出血和麻醉的风险。促排卵针可能会诱发使卵巢肿胀的卵巢过度刺激综合征（OHSS）等副作用。过去就曾出现过全国11位女性药物致死事件。不过，现在随着新药的不断研发和诊断技术的不断进步，安全性已有大幅度提升。

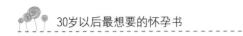

⬤ 体外人工受精儿的追踪调查

前文提到的苛原医生，以及长期从事体外人工受精工作的医生，现在最担心的是通过该技术降生的宝宝们的健康。

体外人工受精可增加多胎妊娠的几率。但多胎妊娠会加重母体的负担，不仅4~5成的人都会早产，而且还会诱发其他风险。

在1980年代之前，由于无法冻结剩余的受精卵，医生往往会把多个受精卵同时放入子宫。因此，生双胞胎的几率非常之高，平均每5人中便有1人产下双胞胎或三胞胎。由于越来越多的人尝试体外人工受精治疗法，所以曾有一段时间，日本全国的新生儿集中治疗室（NICU）挤满了双胞胎宝宝、三胞胎宝宝。

这时最痛苦的莫过于尚未发育健全却必须来到人世的宝宝，以及面对插满细管的幼小生命却无能为力的父母。对于父母而言，他们不仅心疼小生命为此遭罪，而且害怕宝宝从此患上后遗症。

"只要怀上孕就行了吗？"

挤满多胎宝宝的周产期治疗室的出现，给不孕治疗现状提出了一个极为严峻的问题。于是，日本妇产科学会于2008年提出了"放入子宫的胚胎数原则上只能1个（35岁以上女性，如果有2次不成功的经历，可放2个）"的建议。在这之后，多胎率急剧下降。现在，我们几乎看不到危险性极高的三胞胎妊娠。但是，因为不听取建议的人依然存在，以及同卵双胞胎不断增多，现在通过体外人工受精怀上双胞胎的几率依然高达5%。

最近，瑞典、挪威、澳大利亚、美国、英国等国家相继报道说："通过体外人工受精技术降临人世的宝宝，即使不是多胎妊娠，也容易患上一些疾病。"自然妊娠也会出现异常情况，而且高龄妊娠本身风险就高，我们不能轻易将异常情况视为体外人工受精的影响。但是，迄今为止的诸多报道都显示多少有些影响。因此，我们有必要对已出生的体外人工受精儿的健康状况进行跟踪调查。

在日本，厚生劳动省的研究小组（研究主任·庆应义塾大学医学系吉村泰典教授）已于2010年开始一项长达10年的跟踪调查项目：依靠生殖辅助医疗降生的婴儿的长期预后验证与生殖辅助医疗技术的标准化之相关研究。该项目的开展方式是，由自愿参加的父母定期报告体外人工受精儿的状况。现该项目已得到众多不孕治疗医疗机构的协助。目前以0~6岁宝宝为调查对象，今后有望将范围扩展到学龄儿童。

以往的不孕治疗都把重心放在"什么样的治疗方法可更快怀孕"上，而这次研究调查让众人把视线转向了"什么样的治疗方法可安心怀孕"。医疗行为，如果让人过度担心其副作用，就不能被世人接受。为了孩子，努力将副作用控制在最小限度，是我们的共同愿望。

运用时机法让3成40多岁女性成功怀孕的医院

因担心时间所剩不多而急于"实施体外人工受精治疗"的高龄女性不乏其人。但看过很多实例后，我发现"高龄妊娠=体外人工受精"并不成立。

以尽量采用对身体创伤小的治疗为宗旨的日本梅之丘妇产科医院，迄今为止已让1万余人成功怀孕。据其院长辰已贤一说，在他们医院，即使是35岁以上的女性，只要没检查出问题，就会进行为期半年的时机法和人工授精法治疗。为了促进卵泡成长，时机法和人工授精法有时也会使用剂量少的促排卵针，但如果当月有多个卵泡发育成长，就会从次月重新开始。这样就可以有效预防多胎妊娠。

辰已医生在统计过去17年经手的8000余个怀孕实例后发现，35岁以上女性有半数，40岁以上女性有3成通过时机法成功怀孕（图

2-2）。从这可以看出，如果指导医生是擅长锁定最佳怀孕期的熟练医生，时机法也是一种非常有效的方法。

辰巳医生认为，即使是卵泡越来越少、体外人工受精成功率极低的40多岁女性，时机法也是一个不错的选择。

"高龄女性，每年大概只有1~2次孕育孩子的机会。只有反复开展每月都可实施的治疗法，才能不错过每次宝贵的机会。"

如果实施该法的当月正好是排出优质卵子的月份，那么通过体外人工受精法怀孕的成功率确实比时机法高。但是，正如前文所述，需要休息身体的体外人工受精法并不能每月都开展。因此，实施月正好是幸运月的概率并不高。

"不孕治疗=体外人工受精"并不成立

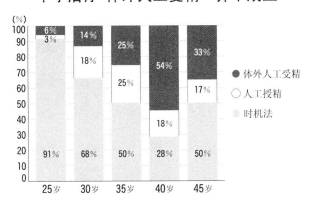

图2-2 日本梅之丘妇产科医院按年龄统计的女性怀孕方法
（25岁 36名、30岁 539名、35岁 747名、40岁 314名、45岁 6名）
（数据提供：日本梅之丘妇产科医院 1991年～2008年）

但是，医生不论多么重视时机法和人工受精法，也不会错过实施体外人工受精的好机会。辰巳医生也是如此。如果35岁以上女性无法通过时机法和人工授精法怀孕，即使是本人不太愿意的场合，他也会向她详细解释当前状况，并提出实施体外人工受精的建议。

实施体外人工受精的最佳时间是35岁以后——这段时间并不长。如果真的想怀孕，而且能接受体外人工受精治疗法，那么这段时间是最宝贵的。

"自然周期"与"低刺激法"的陷阱

如果实施体外人工受精治疗法，就必须考虑尽量预防前文例举的多胎妊娠和卵巢过度刺激综合征（OHSS）等问题。但是，由于高龄女性原本就是为卵泡不发育而烦恼的人群，所以因卵泡过度发育而患上卵巢过度刺激综合征的人很是稀少。高龄女性，即使打了促排卵针，也会经常出现临近取卵期却没有1个大卵泡的情况。

日本的体外人工受精，可采用几乎不使用促排卵针的"自然周期"法和减少药物种类和配药次数的温和"低刺激法"等各种方法。但是，如果采用这些方法，即使卵子形成了，也只有1个或数个。这样一来，如果是高龄女性，就会出现无法取卵的情况。即使取到为数不多的卵子，也可能全军覆没。而这样的结果是，实施体外人工受精的次数增多、治疗期间延长以及治疗费用增多。

如果是还有时间的年轻人，或年龄有些大但卵子状况较佳的人，可以采用自然周期法和低刺激法进行取卵和胚胎移植。有些时候，或许按自己的喜好选择治疗方法更为有效。有的女性在注射强药剂的促排卵针后会有恶心等不适感，也有的女性认为自然成长的卵子质量最好。不论持何种想法，高龄女性必须知道，如果长期采用难以怀孕的治疗法，卵子会随着时间的流逝不断加快老化的进程。

有一名初诊患者曾对A医生这么说："我在我信赖的医院做了5年体外人工受精。但几乎没有一次能将受精卵送回子宫。所以至今都未怀孕。"当A医生问她采用什么体外人工受精法时，她回答说是"不注射促排卵针的自然方法"。也就是说，这种自然方法，不仅让她每次都花费巨额费用，而且让她连续取了5年卵。

据A医生说，这位女性已40岁。当A医生告诉她"现在即使注射促排卵针，以你的年龄来看，卵子发育的可能性也很小"，她满脸失望地离开了诊室，据说从那以后再没出现。这位女性错过了35岁

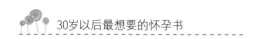

以后那段宝贵的时间，时间已一去不复返。

A医生所在的医院，对即使注射了强药剂的促排卵针也不能让卵子发育的女性，一般采用低刺激法取卵。虽然很多时候都希望落空，但除了这个别无他法。如果是卵子有望发育良好的人，这家医院通常会使用促排卵针，以让其尽早怀孕。

● 为了不浪费宝贵的时间

被认定为高水准不孕治疗医疗机构的日本生殖辅助医疗标准化机关（JISART）曾于2011年在日本生殖医学会上发表一项调查报告。据该报告显示，在经该机关认定的25处医疗机构实施的35岁以上女性的体外人工受精实例中，低刺激法的怀孕率仅为10%，而采用了"调节刺激法"的人，即注射了有助于增加取卵数的促排卵针的人，其怀孕率高达34%。两者之间有3倍之差（新鲜胚胎）。由于原先认为这两种方法的受孕难易程度相当，被实验者选择哪种治疗方法全凭自愿，所以该调查结果严密可靠。

接受不孕治疗的人，应尽量找一个值得信赖的医生咨询，并在他的指导下展开治疗。切忌在尖端技术上浪费时间，或用"自然随缘"的话安慰自己。

不论是多么好的方法，如果尝试数次后依然不能怀孕，就应判断这种方法不适合你，并开始尝试其他方法。这是原则问题。如前人常说的"改变水就能怀孕"，有很多人转到采用不同方针的医院后，就成功怀孕了。

实际上，日本采用的不孕治疗方针多种多样，因医院而异。据在生活信息网"All About"担任不孕治疗的向导、提供不孕治疗相关情报长达18年的池上文寻说，方针之所以呈现多样化，是因为日本的不孕治疗开展于大学外，并以私人开业医生为中心不断发展壮大。

"不孕治疗，不同于周产期和肿瘤。它是妇产科世界的新领域。大学内部还存在许多无法承认其存在价值的因素，而对不孕治疗怀有满腔热情的医生们，为了实现自己目标中的医疗，陆续以私人的名义开业就诊。"

由这类拥有独特治疗法的专门医生创办的医院、诊所，可以说是当今日本不孕治疗医疗机构的代表。

"不过，不孕治疗基本上采用的是因人制宜的方式。"池上先生接着说道，"所谓最好的治疗方法，其实并不存在。此外，培养室的实力最终会在很大程度上影响体外人工受精的结果。因此，我们可以说，能否采用适合每对夫妇的治疗方法以及培养室的技术是否高超，是选择不孕治疗医疗机构的两大关键点。"

"让人遗憾的是，高龄女性即使遇到了医术超群、有责任感的医生，采用了让人信服的治疗方法，也无法保证能成功怀孕。但是，我还是希望大家能找到一家值得信赖的医院。因为只有这样，即使希望落空也能无怨无悔。当你回首这段经历的时候，你或许会想：'虽然很辛苦，但夫妇两人一起度过了一段美好的时光。'"

可在独立房间慢慢聊天的"不孕咨询室"，在治疗方针的决定和持续治疗等相关精神问题的解决上，是不可或缺的存在。

前文介绍的JISART（日本生殖辅助医疗标准化机关），是一个将不孕治疗顶尖医生集中在一起的组织。它效仿国外，制定了一套独特的体外人工受精实施方针，并通过这套方针开展质量管理。每隔三年，它开展一次实地审查，对培养室实力强、体外人工受精技术高的医院、诊所进行认证。现在已有25所医院、诊所经过认证，并都已公布于网络。大家可以在网上浏览这些医院的信息，即使无法前往就诊，也可以将其作为选择专门医院的标准。真正意义上的不孕治疗医院，应该是集妇产科医生、胚胎培养士、不孕咨询师以及男性不孕专科医生于一体的团队医疗机构。

有些医院会把怀孕实绩公布在网上。在选择医院前，我们可以参考那些按年龄统计的数据。但需要注意的是，分子和分母的不同计算方法，得出的怀孕率也不同。

在实施体外人工受精治疗法时，如果卵泡没有发育，就没法取卵。即使可以取卵了，如果受精卵没有形成，就没法进行胚胎移植。因此，如果将每次进行体外人工受精的"周期数"作为分母，怀孕率就低。而如果将受精卵送回子宫的"胚胎移植数"作为分母，怀孕率就高。

此外，体外人工受精的怀孕率，与医院给什么样的夫妇开展治疗有关。患者的年龄会影响怀孕率，这自不用说。在那些让有望通过时机法怀孕的夫妇也接受体外人工受精治疗的医院，由于一些容易受孕的夫妇也接受此项治疗，所以怀孕率很高。

● 有可能难以怀孕的情况

怀孕力与以下因素有关。如果发现有相符项目，建议结合自身具体情况尽快就诊。

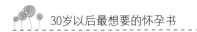
<想怀孕却一直没实现>

不孕治疗的专业医生们，对高龄新婚女性和虽不积极但多年一直未怀上孕的女性，持截然不同的态度，即使两者同龄。从停止避孕一直到现在都不曾怀孕的人，或许得在不孕治疗上花些时间了。

<分娩经验>

虽然不能像明治女性那样以超高龄分娩，但有过分娩经验的人多少容易怀孕一些。没有分娩经验的人，需要格外注意。

<生活习惯>

女性过瘦或过胖，以及吸烟，都会导致怀孕力低下。这些不像年龄，可以通过意志改变，因此并没有不可改变之说。

体重可以按身高体重指数（BMI）计算。计算结果在18.5~25以内都属于标准体型。虽然标准体型是最理想的体型，但一般肥胖女性只要减下数公斤即可见效。

体重（kg）÷身高（m）=BMI

吸烟有收缩血管的副作用，不仅不利于血液循环，还会造成卵子和精子的质量低下。

据有的报告显示，吸烟者的体外人工受精怀孕率仅为非吸烟者的70%。此外，东洋医学的治疗专家们还重视"寒证"问题。

<月经状态>

拥有生理不调、月经痛、出血多等月经问题的人，有可能会患上子宫肌瘤、子宫内膜异位症、排卵障碍等导致怀孕力低下的妇科疾病。关于随年龄增长出现的生理不调，梅之丘妇产科医院辰已贤一医生说："月经间隔变短，特别危险。迄今为止28天周期的人，如果变为26日、25日，应马上就诊。"因为这很可能是卵子所剩不多的预兆。

<妇科疾病>

子宫内膜异位症是影响怀孕力的妇科疾病的代表。所谓子宫内膜异位症，即本应作为受精卵的温床呆在子宫内部的子宫内膜从输卵管流入腹腔内，并在其脱落的地方发生增生的一种疾病。如果出现腹腔内出血或粘连等现象，或引发输卵管问题或对卵子产生坏影响。这是一种与初产年龄上升有密切关系的疾病，没有经历怀孕、哺乳等停经期的人容易导致该病恶化。据说在为不孕烦恼的女性中，有3成患有子宫内膜异位症。

子宫肌瘤也是一种经常出现在高龄分娩女性身上的妇科疾病。很多子宫肌瘤都可以置之不理，但由于其对怀孕力和分娩有微妙的影响，所以应根据具体情况考虑是否摘除。

<其他疾病>

如果做完腹部手术后出现粘连等现象，也会影响怀孕力。此外，糖尿病、自身免疫疾病、年轻女性容易患上的甲状腺疾病也是造成怀孕力低下以及怀孕后不良症状的原因。

<精子老化>

WHO（世界卫生组织）将不孕的理由列为"女性41%，男性24%，双方24%，原因不明11%"。从中可以看出，男性因素在不孕原因中占很大的比例。但由于精子的状态并不能通过外表和性行为察觉，所以除了去医疗机构检查精液，别无他法。不过大家都应知道，男性的年龄会对怀孕力产生微妙的影响。这在前文已有论述。

以超高龄分娩的名人为例，45岁初产、现正打算孕育第二胎的横田美利的丈夫木下博胜比她小7岁，以53高龄分娩的坂上美纪的丈夫比她小12岁。显而易见，这些都是丈夫比妻子年轻的例子。

据男性不育专业医生辻祐治医生说，男性的怀孕力会"慢慢地、一点点地减弱"。虽说其减弱速度较慢，但如果是造精机能较弱的男性，就会产生较大的影响。此外，ED（勃起功能障碍 erectile dysfunction）患病率，也会随年龄增加。

"人们常说，有的男性到了70岁也能生子，但实际上个体差异很大。"辻祐治医生如此说道，"因为我们手上只有不孕男性的数据，所以关于一般男性从什么年龄开始出现怀孕力低下现象，我们并没有掌握确切的信息。但以我多年目睹患者变化的经验来推断，早的人35岁以后便出现精子老化现象。此外，据世界上最受欢迎的泌尿科教科书记载："50岁是精子捐献者的年龄上限。"

虽说男性的老化不可与女性相提并论，但与比自己年长很多的男性结婚的35岁以上女性，应注意男性年龄这个问题。

\<性生活\>

如果性生活的频率低，怀不上孕的可能性也较大。这是理所当然的事。

由于性是个微妙的东西，如果情绪不佳，就不能勉强。这类问题，也可以找不孕治疗的专家咨询。

从意识到排卵日已近的那刻起，有的夫妇就把性生活当做生宝宝的义务程序。这对男性来说十分不利。因为男性在感受到压力后，会讨厌在排卵日回家。有的甚至容易引发勃起功能障碍（ED）。在这种时候，可以用人工授精的方式将"性"和"怀孕"分开考虑。由于这种场景下出现的性交障碍是暂时的，因而只要从义务情绪中解放出来即可马上复原。

切勿在大脑中装满数字

准备怀孕的夫妇都有女方热情更高的倾向。因男女热情程度不一样而出现问题的例子数不胜数。东京都町田市三室女性诊所院长三室卓久医生，在和女性解释男性心理时，经常会说："几乎所有男人都没有想要孩子的想法。"

"凡是女性都有想成为母亲的本能欲求，但父爱的本能，只有在现实中看到孩子才能涌现。怀孕前男性的配合不过是受'必须协助妻子'理性的驱使。男女在这方面上的差别，是无论如何也无法改变的。"

采用时机法备孕的女性，一般都容易陷入卵泡大小和基础体温等"数值"的泥潭而不能自拔。从某种程度上说，女性只有忘掉各种数字，才能保证健康的性生活。

分娩时也是如此。助产师们都说："看钟表计算阵痛持续时间或一味地做刺激大脑之事的夫妇，往往不能迅速分娩。"知道阵痛持续了多长时间，对分娩的进展并没有任何益处。因为怀孕、分娩都由原始脑掌控，处于模糊状态的大脑反而更有利。换言之，不看时钟，闭上眼睛，深呼一口气，将身体交付给现在身体中发生的一切，更能顺利分娩。

虽说人类没有发情期，但临近排卵日的女性的身体会因大卵泡分泌的雌二醇的作用而发生大变化，宫颈黏液会由平常的强酸性黏液变为对精子温柔的碱性。据说这时女性容易产生性欲望。

在动物的世界，当雄性动物察觉到雌性动物分泌的信息素后，就会产生性欲望。这时，雄雌自然合体。人们都认为特意在排卵日同房是件"乏味"的事，但只依靠身体的感觉选择在最易怀孕日结合的动物，应该没有这种感受。对动物来说，这个时期是浪漫情绪空前高涨、爱得如火如荼的阶段。

据登载于2004年*Human Reproduction*的调查显示，有70名随性欲自然进行性生活的女性，其性欲随卵泡的成长而增长。当到排卵日时，性欲高涨到顶峰，而一到了宫颈黏液特别状态消失的排卵日翌日，性欲即急剧下降。从这份调查可以看出，人类身体也能把握容

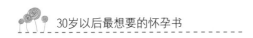

易怀孕的时间。

该调查的研究者指出：有可能是性欲诱发了排卵。其论述的根据是，在这项研究中，排卵的星期都正好处于夫妇容易同房的周末或周末前后。由行为刺激引发排卵的机能被称为"交尾排卵"。这在其他哺乳动物中并不罕见，比如老鼠和兔子等雌性动物，一在发情期交尾，身体就会以此为信号排卵，并怀上孕。假如人真的拥有这种机能，那么我们就不必再问医生"排卵日是哪天、我们应在什么时候同房"了。相反地，我们得告诉医生"我们昨晚乘兴同房了，今天可能会排卵"。

咏田由美医生是在体外人工受精技术开展初期前往美国学习不孕治疗的少数女性医生之一。她认为："处于适孕年龄的人都在抑制性行为，在感受到性欲求的那天，也会因为有不得不完成的工作而不说出自己的欲求。"

咏田医生从其兼顾工作与分娩育儿的职业女性的角度出发，建议打算今后分娩的人："想办法让心情保持闲适状态，以倾听身体的声音。"

"我认为，过去的人对待性冲动更为坦率。在二战前的日本，不仅全国设有让男女在节日尽情享受性爱的场所，而且村、街道等各级组织都很重视性问题。现在，女性的卵巢在排卵期前也应该会发出'需要男人'的指令。但由于她们把绝大部分精力都倾注于工作，所以听不到这个指令。不论多么忙碌，都应该给自己留点作为女性或男性的时间。只有保证身心平衡，才能听到身体的声音。"

怀孕力检查

去妇产科就诊时，尽量夫妇同去。如果丈夫认为"妇产科都是女性，去比较难为情"，可以选择不孕治疗专业医院的周末门诊。去之后你就会发现，在候诊室等待的全是男性。就诊日不受生理期限制，可以在生理周期的任何一天就诊。一直测量基础体温的女性可以带去记录，但未必能用上。因为血液检查更能准确地把握激素的分泌情况。

检查主要是看卵巢和子宫是否有问题、怀孕所需的激素是否正常分泌、精子是否健康等。在日本，除了一部分检查，其他都可申请公费医疗保险。女性检查，由于需配合生理周期的检查较多，所以须多次去医院。检查项目虽然因医院而异，但一般都包含以下这些项目。

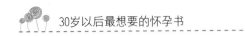

<内诊>

检查子宫、卵巢是否有妇科疾病等异常情况。

<超声波检查>

检查子宫、卵巢是否有妇科疾病等异常情况，观察卵泡的大小、子宫内膜的厚度等。

<激素值检查（血液检查、尿检查）>

检查随生理周期变化的重要激素的数值，观察该阶段是否有分泌不足的现象。

<精液检测>

在专用房间或厕所将精液装入专用容器。通过显微镜检查精子的数量、运动能力、形状等。由于每日的变动都很大，所以有的需要多次检查。结果不太理想的男性，建议接受男性不孕专门医生的超声波检查、血液检查和触诊等精密检查。

<输卵管造影检查>

通过导管向宫腔及输卵管注入造影剂，利用X线诊断仪进行X线透视及摄片，根据造影剂在输卵管及盆腔内的显影情况来了解输卵管是否通畅、阻塞部位及宫腔形态。该检查以痛闻名，但疼痛感因

医生而异。据说在一些关心患者疼痛的医院做这项检查的人都感受不到痛。

如果输卵管存在轻度的堵塞，可以通过该检查疏通。疏通后数月，怀孕率即会提升。因此，人们将其称为"兼顾治疗的检查项目"。其他简易方法还有使用超声波的检查、注入二氧化碳的"通气检查"、注入水的"通水检查"等，但都没有提升怀孕率的效果。

● "卵子库存量检查"的精神打击

在不孕检查中，有一项备受世人关注的名为"抗苗勒氏管激素（Anti Mullerian Hormone，AMH）检查"的新检查项目。它出现于近期，不可申请公费保险。由于它与其他检查项目有所不同，所以我想详细介绍一下。

这是一种可推算卵巢内还留有多少卵子的血液检查。刚苏醒不久的十分微小的原始卵泡在聚集一起后会形成颗粒膜细胞，而颗粒膜细胞会分泌出抗苗勒氏管激素。由于这种小卵泡尚未受到生理周期的影响，所以可以在生理周期的任何一天做该项检查。如果抗苗勒氏管激素的量较多，一般就可认为卵巢中存在不少已苏醒的卵子，且卵子的库存量较多。

由于检查结果会以"你的卵巢为多大年龄"的形式出示，所以有的人一听到卵巢年龄比实际年龄大，就会备受打击。但实际上，抗苗勒氏管激素与怀孕力并无直接关联。因为通过这项检查，我们能知道的仅仅是卵子的"数量"，而另一项重要的要素，即卵子"质量"，我们不得而知。

不过，抗苗勒氏管激素检查的结果与注射促排卵针后已发育的卵泡数量，即取卵数息息相关。取卵数多的人，体外人工受精的怀孕率也高。

以前也并不是没有检查卵子库存量的方法，比如用超声波设备即可观察到卵子的情况，如果卵巢变小，血液中的促卵泡激素增多，就意味着卵子正在减少。

以前的检查只能观察到卵子是否已减少，而抗苗勒氏管激素检查可以了解到卵子库存量的多少，即卵巢的"未来"。知道未来，对于人类来说，是件十分恐怖的事。但与此同时，我们也可以此为鉴，改变现在的生活方式。

来自该项检查的打击，不仅仅是对未来的了解，还有卵子数量的个体差异。因为大多数女性在检查卵子库存量时都会发现卵子的数量存在很大的个体差异。

该项检查的先驱者浅田义正医生以庞大的数据为基础，制作了一张卵子数量个体差异图表（图2-3）。

卵子库存量的多少，存在很大的个体差异

抗苗勒氏管激素值越高，卵子库存量越多

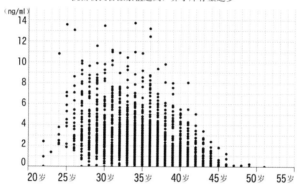

图2-3 按年龄统计的抗苗勒氏管激素值

数值会随年龄的增长呈下降趋势，这毫无疑问。但让人惊讶的是，即使是同年龄段的人，其数值也是高低不同。比如有的人只有20多岁，卵泡却所剩无几。当我对浅田医生指出这一问题后，他如是说道："你指的是20多岁数值低的人吗？这类人属于早发闭经者。她们是有自觉症状才来就诊的，而且很早就知道这种现象的存在。这个图表中的数据，最让我惊讶的还是30多岁人群的数值。"

听浅田医生这么说后，我将视线移至位于图表正中间的30多岁人群的数值。正如浅田医生所言，其数值分布的范围相当广阔。有

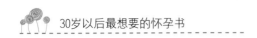
很多30多岁的人拥有与40多岁人相同的数值。

"30多岁人群的抗苗勒氏管激素的数值，与年龄完全没有关系。"浅田医生接着说道。

"如此一来，以35岁划分范围已完全失去意义。从今以后，除了注意年龄，更应检查个人的实际状态。"

浅田医生所在的浅田Ladies Clinic位于名古屋站的正前方。现虽已日暮天黑，但窗外依然灯火通明，街上到处都是认为"不到40岁就不是高龄分娩"的都市生活者。

而这时浅田医生的电脑屏幕上正清晰地显示着这个点着无数点的图表。相信在每个数据的背后，都有一个围绕怀孕展开的故事。这个图表也告诉了我们，卵子库存量所剩无几的30多岁女性非常之多。

"现正在街上行走的女性中，没准就有卵子即将全部耗尽的人。"

"是的。就像人们鼓励年轻人去做癌症诊查一样，我想建议所有步入30岁的女性去做抗苗勒氏管激素检查。"

"正如日本一直强调的'卵巢从30岁开始发生变化'一样，女性生殖能力的分界线没准就是30岁。但现状是，很多人到了30岁依然没有对象。所以我不知道，大家了解这一点是一种幸运，还是不幸……"

现在还没有年轻人在计划怀孕时前往医院做抗苗勒氏管激素检查的例子。但我相信，在不久的将来，越来越多的年轻职业女性会在规划事业前先检查卵巢的状况。

● 擅长不孕治疗的夫妇们

我最开始采访不孕治疗是在2004年，当时我在"AREA"（朝日新闻社）负责包含全国不孕治疗设施在内的系列策划活动。在采访中，某位医生的话让我印象深刻。他说："不孕治疗不属于社会问题，而是夫妇间的秘密。"当时人们对不孕治疗存在很大的偏见，有的人为了不让任何人知道，特意乘飞机远赴他乡接受治疗。

让人颇感欣慰的是，随着高龄孕妇的不断增多，人们也逐渐改变了对不孕治疗的看法。这种变化与相关人士的努力密不可分，而女性自身的力量也起到了很重要的作用。关于名人的怀孕新闻，以前的常识是隐瞒曾接受不孕治疗的事实。而今有的名人"为了鼓励正在接受不孕治疗的人"，大大方方地将自己的治疗经验公诸于众。

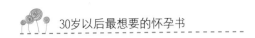

打开网页，你可以读到很多以职业高尔夫球运动员东尾理子的博客为代表的不孕博客。在日本著名的Ameba博客网上，有一个名为"等待宝宝"的专栏，现在约有12000名女性在此专栏真实记录下了不孕治疗的经过。其规模几乎与怀孕博客的规模相当。可以说，接受不孕治疗的人每天记录其经历，与怀孕中的人述说其孕期生活以及育儿妈妈书写育儿生活，已处于同等地位。

边活跃于社会边接受治疗的女性的不断增加，也是促使不孕治疗社会化的原因之一。通过体外人工受精技术分别于39岁和44岁分娩的自由播音员门胁昌子，在回顾其治疗经历时如此说道："我当时的决定是，不隐瞒不孕治疗的事实，凡是想咨询我的人，即使是出于兴趣，我也如实相告。因为在接受治疗前一无所知的我也曾为无人引导而苦恼，而且现在有太多人仅仅因为年龄大而放弃了宝宝。丈夫因为必须在我接受体外人工受精治疗的当日提供精子，所以也向他的同事公布了治疗的事。当治疗与工作冲突时，在找人替代前也必须说明情况。仔细想想，不孕治疗实际上与感冒后接受治疗一样，并不是件害羞的事。"

现在越来越多的人打算等孩子长大后告诉他（她）"你是试管婴儿"。在值得信赖的医生的帮助下，通过体外人工受精技术生下一个男孩的S，最近带着孩子回这家她曾接受治疗的医院。她在描述当时的样子时，如此说道："医生和员工，所有人都非常高兴，为我们照了很多照片。'不错的孩子，很可爱'等称赞的话一直说个不停。孩子长大后可能记不住这个瞬间，但我会给他看照片，告诉他那天的情景。通过体外人工受精技术分娩的事实，我一点都不想隐瞒。"

据说当年并不是全家人都赞同S接受体外人工受精治疗。

"丈夫的妈妈支持我做，但丈夫的奶奶以前在电视上看体外人工受精相关报道时，曾说'现在都流行用药物生孩子吗'，她对这项治疗有强烈的抵触情绪。为此，我们大家说好不把实情告诉她，不想让她操多余的心。"

新兴的医疗技术，不可能让所有人都接受。但是，我认为大家意见不一致也没关系。即使身边有对此持抵触情绪的人，只要我们能从赞同该治疗的人那得到支持，就已足矣。

● 高龄分娩才是抗老化的最佳措施?

绝大多数高龄产妇都会有这样那样的担心，比如对自己的年龄

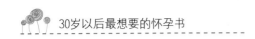

没有自信、因为长期以来的夜生活和快餐饮食而深感不安等。尽管如此，她们只要在做好孕育生命的准备后，逐渐养成有助于身体的良好习惯，就能慢慢找回自信。

良好的生活习惯，不仅有助于分娩前的准备和育儿中健康的维持，还与更年期的健康息息相关。等你步入老年，回首这段生活，一定会感慨："正因为当年选择了在高龄孕育生命，才有了如今的健康体魄。"

人们常说，高龄孕育生命会加速身体的老化。其实不然，因为从平均寿命来看，高龄孕妇的年龄相当于前半生的关口，对于接下来的后半生而言，高龄分娩或许才是抗老化的最佳措施。

哈佛大学医学系的托马斯教授曾做过一项颇有意思的调查。据调查显示，在100岁以上的长寿女性中，以40多岁分娩的居多。或许有人会认为，因为她们衰老速度缓慢，所以能在40几岁的高龄孕育生命。其实，这还与她们为孕育生命而重视身体的态度密切相关。

在以体外受精为中心的最高端不孕不育治疗诊所，许多医生都采取用中药、针灸等方法治疗不孕不育症。其实这些专家是想运用中医的理念消除身体里的"寒证"。在中医上，作为五脏六腑重要器官之一的"肾脏"被看做是掌管生殖功能的器官，而"怕凉"是其最大的特点。

据浅田义正医生所述，从解剖学的角度看，卵巢正好位于容易受凉的位置。他曾发表如下言论："在大腿上方有一支名为髂骨静脉的粗大血管，而卵巢正好位于这个位置。因此腿脚发冷的人，流向卵巢的血液也呈冰凉状态。如果想让卵巢和子宫保持温暖的状态，最好让下半身，特别是腿脚保持温暖。"

预防寒证，也是妊娠之后自我护理的重中之重。最近，越来越多的人知道预防寒证对高龄分娩来说有着不可低估的作用。

庆应义塾大学看护医疗系特聘讲师中村幸代曾针对首都圈内的3000名孕妇做过一项大规模调查。据调查显示，有寒证的40多岁孕妇的早产几率、微弱阵痛几率、延期分娩几率分别是没有寒证的40多岁孕妇的4.3倍、5.2倍、5.7倍。

年轻女性若患有寒证也会出现以上倾向。不仅如此，她们的身体甚至会比高龄女性更容易遭受破坏。其原因是，有寒证的20多岁女性比没有寒证的40多岁女性更容易患上妇科疾病。

其实预防寒证有很多方法。在产科医院，不论什么季节医生都要求孕妇穿上多重袜子、护膝、围巾和使用暖宝宝等，饮食上则要求尽量少食冰凉食物，多食含有生姜、葱、大蒜等暖性食物。此外，还要求适量运动，因为过激的运动会抑制荷尔蒙的分泌，而适度的燃烧则有助于维持身体的温度。

"神秘流产"的悲哀

这一节，我想谈谈确定怀孕之前及之后的细节问题。如前文所述，在怀孕初期，我们并不知道生命能否健康孕育。那么，什么时候才算"怀孕成立"呢？

接受体外人工受精治疗的夫妇，从受精卵形成阶段就能看到宝宝的模样。大多数女性在看到受精卵照片的那一刻，都能感受到母性的涌现，并觉得受精卵的模样很可爱。但是，在过早与生命相见的今天，父母应在哪个阶段确认那个生命就是"我的孩子"，是个让人头疼的问题。

在从卵泡成熟时期一直努力培育卵子的不孕治疗中，父母想看照片是人之常情，而且有时也是治疗所需。但是，在高龄孕妇较多的现代，让父母与生命过早相见未必是件好事。或许这一刻你还在为生命的存在而兴奋激动，下一刻就得为失去孩子而悲伤难过。

当再次怀孕时，因为你经历过失去宝宝的悲伤，所以你对孩子的疼爱程度将超过一般限度，甚至会特意克制自己的高兴情绪。这种不断发展的心理变化，将会对为人父母的心理以及母女（父子）的相处方式带来什么样的影响，很多专家都深表担心。不过，具体影响，现在还不得而知。

早孕试纸是最常用的确认怀孕的方法。它的敏感度极高，可以在生理预定期检测出受精卵分泌的极少量的人绒毛膜促性腺激素(HCG)。

但是，还需要一周左右才能用阴式B超检查是否有"胎囊"。日本妇产科学会将尿检呈阳性但尚未发现"胎囊"的妊娠称为"生化妊娠（化学妊娠）"，即使在该阶段流产了，也不属于产科意义上的正式的流产。如果已确认子宫内有胎囊，则称其为"临床妊娠"。在这之后才真正进入孕期。

处于生化妊娠期的流产，被称为"神秘流产"。"神秘"意味着"看不见"。这个时期的流产，过去的绝大部分人都认为"不过是这个月例假稍稍延迟了"。换言之，在科学不断进步的今天，现代女性知道了过去人误以为是"例假推迟"的流产。

不论是否正在接受不孕治疗，凡是40岁左右怀孕的人，都说"流产太痛苦"。甚至有很多人因为"不想再经受这种痛苦"而放

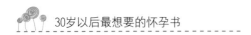

弃了怀孕。

这是一种让人万分悲痛的体验，高龄女性只有做好接受流产的心理准备，才能尝试怀孕。不过，经历过流产的人，在今后的各种场面中都能感受到自己生命观的变化。因此，我认为这也是一种有失必有得的深刻体验。

从这个角度说，流产也是一次华丽的怀孕。对于短时间内停留在自己生命中的宝宝，父母没必要忘记，即使周围人劝说"快点忘了吧"，也无需刻意忘记。

怀孕不久的那几天，或许是最让人煎熬、不安的日子。但是，即使是高龄孕妇，依然有很多人可以继续怀孕。

在确认胎囊一周后，我们就可以通过超声波检查看到一个正在动的东西，这就是宝宝的心脏。能看到心脏，意味着可以确认宝宝有"胎心"。这以后的流产率就会大幅度下降。

这具有里程碑的意义。从此以后，怀孕生活便正式拉开帷幕。宝宝顺利降生的可能性也会很高。因为年龄过大而备受影响的"怀孕"工作，从此告一段落。

【总结】

·不论是35岁以上女性，还是40多岁女性，都以自然受孕者居多。

·从排卵日前5天到排卵日当天的6天内是可能受孕的日子。在这期间，每天同房最为理想。

·配合排卵日同房的人，如果3个月~半年内没有怀孕，建议去医院就诊。

·戒烟、减肥。

·日本的不孕治疗医院各具特色。

·体外人工受精并非高龄女性的最佳选择。

·如果体外人工受精治疗法最适合你，请在做好预算和期限准备后再找医生谈具体方法。

·抗苗勒氏管激素（AMH）检查可推测卵巢中所剩卵子的数量、预测体外人工受精的效果。

·消除"寒证"可增加自信。

·怀孕的确认分两个阶段。

36岁的激素数值接近46岁的实例

匿名（36岁 营业员）

34岁结婚

36岁怀孕中（在体外人工受精治疗休息期自然怀孕）

● 精液检查结果不佳的丈夫拒绝接受体外人工受精治疗

因为我所在的职场有很多育儿女性，所以我在34岁结婚后就想马上怀孕。但是过了近两年都没怀上。于是，我在按照书本的方法测量了3个月的基础体温后，独自一人前往附近的妇产科医院就诊。但医院却告诉我"去专门的医院就诊比较好"。之后我找到一家以不孕治疗著称的医院，让丈夫和我一同前往。

结果显示，丈夫的精液数值非常差。医生告诉我们："这种情况想要自然受孕绝对不可能，快点开始体外人工受精吧！"听到这话，我们十分惊讶。丈夫因感觉"那个医生过于武断，不能信赖"，决定"再也不去了"。

　　我抱着必须找一个让丈夫信任的医生的心态，拜访了一家颇具规模的著名医院。这家医院，不仅医生的讲解浅显易懂，而且服务也十分周到。当医生提议"先看看人工授精的效果"时，我和丈夫欣然接受。

　　但是，血液检查的结果却显示我的促卵泡激素（FSH）数值处于急剧上升阶段。医生说该数值"接近46岁"。迫不得已，最后只能接受体外人工受精治疗。当时我的感觉是"这下完了"，但我决定尽我最大的力量试一下。

　　第一次体外人工受精以失败告终。这时子宫肌瘤的问题浮出水面。29岁时，我曾在公司体检中检查出子宫肌瘤，当时医生说不影响怀孕。当第2次体外人工受精治疗也无法让受精卵着床后，医生说："这个子宫肌瘤，可能还是摘除为好。"于是，我决定做手术。非常害怕做手术的我终于有了勇气。在做手术前，取卵并冻结受精卵。当时的计划是，手术半年后马上将冻结卵送回子宫。

● "无欲的胜利"

　　手术后，医生告诉说："术后马上怀孕会有子宫破裂的危险，希望半年内采取避孕措施。"当听到"不可以怀孕"时，我的心情突然变得轻松不少。在此之前，由于我"想尽早怀孕"，心情一直处于焦虑状态。当可以告别为"这月中奖"而苦苦奋斗的日子并过上平静的生活时，我松了一口气。

舒舒服服地过了半年后，我打算"下月来例假后再去医院重新开始治疗"。但就在这时，我发现例假延迟了。为了"谨慎起见"，我在家用验孕棒测了一下。当看到阳性结果时，我感受到的不是喜悦，而是不知所措。以往的治疗，不论怎么做都以失败告终，而今什么都没有做，却轻松怀孕了。

之后我问医生"为什么会出现这种情况"，医生说："精神因素对男性影响很大，当没有压力时，精子的状态会变好。这是'无欲的胜利'哦！"

卵子老化是所有女性都会出现的问题，而精子质量不佳却让男性无处可逃。丈夫之前的痛苦，可想而知。

手术前取出的卵子，现在还在医院冻结着，我打算最近将它带回家。

花费500万日元治疗不孕症的实例～〰〰～

门胁昌子（46岁 自由播音员）

27岁结婚

分别于39岁、44岁分娩（通过体外人工受精技术怀孕）

● 因2年未怀孕，决定前往医院就诊

20多岁就结婚了，可陆续不断的工作让我无暇考虑孩子的事。33岁时，签了Obi（从周一到周五的一档节目）合约，更没法将孩子提上议事日程。在这个时候，丈夫也被派往外地工作。35岁时，正好赶上宠物去世，我开始冷静地思考孩子问题，第一次有了"生个孩子"的想法。

但是，在这之后的两年都没有怀上孕。37岁时，我抱着"去检查看看"的心态前往工作单位介绍的医院就诊。当医生说"因为高龄所以难以怀孕"，并将"不孕症"的印章盖在病历上时，我深受打击。检查后发现患有子宫肌瘤和内膜异位症，由于医生说不摘除

会影响怀孕，我便做了手术。在做了3次人工授精都没有怀孕后，迅速接受体外人工受精治疗。取了3次卵，除了一次流产，其他都没有成功。虽然在医生催促下一直做着治疗，但我已身心疲惫。

●●●转院后，第1次做体外人工受精便成功怀孕

有一天，在护士朋友告诉我一家好医院后，我决定转院。当听到那家医院的医生说"很多比你年龄大的人都在我们医院怀孕了"，我十分开心。当时的开心感觉，现在依然很清晰。

在重新做了不孕检查后，发现其中一侧输卵管有堵塞现象。于是，马上接受体外人工受精治疗。结果第一次便成功怀孕了。虽然这家医院的费用比之前那家要高很多，但我还是庆幸我转院了。

取了7个卵，有3个形成受精卵。把其中2个送回子宫，剩下1个暂时冻结。2个都成功着床。在着床后第5周，我看到了两个胎囊。我以为"很可能是双胞胎"，但不久后就只剩下一个胎囊。这就是我的第一个孩子，很健康的女孩。

◉◉ 长达6年的不孕治疗生活……

在第一个孩子1岁半时，我重新开始不孕治疗。将之前的冻结卵送回了子宫，但没有怀孕。于是我开始了反复取卵和胚胎移植的生活。

每次都能形成2~6个受精卵，从年龄来看，是个很好的数字，但之后却总不顺畅。在重新开始不孕治疗的2年后，我用第7次取卵形成的受精卵成功怀上了孕。

现在回头看，等待第二个孩子的过程真是备受煎熬。反复取卵，却一直以失败告终。钱也花了不少，每年的花费约为80万~100万日元（译注：约合人民币4.6万~5.8万）。

从第一次前往医院就诊到第二次成功怀孕，我花了6年时间。治疗总额，仅仅医院的费用就多达350万日元（译注：约合人民币20万）。如果加上交通费、孕期检查费、用于改善体质的健康食品的费用，得超过500万日元（译注：约合人民币29万）。时至今日，我并未觉得不孕治疗是件多么辛苦的事。不过，因药物不匹配而焦躁不安、找丈夫撒气的次数确实不少。

◉◉ 让人揪心的冻结卵捐献

虽然还剩下1个冻结卵，但我已决定停止生育。于是，我想把这个冻结卵捐献给相关不孕治疗研究者，以做实验之用。我几度想把传达该内容的信寄出去，但每次都犹豫不决。有一段时期，我出门都随身携带着这封信。我常常想："没准这个孩子会降临人世，这么做好吗？"丈夫曾提议让他去寄信，但被我拒绝了，我说："再等等，我还需要再整理下心情。"

某天早晨，我决定在送孩子去托儿所的路上将这封信寄出。我刚和孩子说"今天妈妈要将一封重要的信投入邮筒"，孩子就一边说"我给你投"，一边将其投入邮筒。

当听到信封掉入邮筒的声音时，我意识到从此将无法挽回，一种难受的情绪涌上心头。这时，孩子却高兴地告诉我："已经投进去了哦！"

从备孕到怀孕很是艰辛，但两个孩子的分娩过程都很轻松。医生经常说"高龄分娩，很辛苦哦"，但不论是第一个孩子还是第二个孩子，我都只花了两个半小时。

因工作调动而耽误怀孕的实例 ～〰〰〰

匿名（采访时41岁 营业员）

31岁结婚

分别于39岁、43岁分娩（通过体外人工受精技术怀孕）

◉● 丈夫建议"过一段时间再考虑孩子"

31岁结婚，我觉得并不晚。再加上丈夫建议"过一段时间再考虑孩子"，最终我决定延迟怀孕。在这期间，我们公司开始执行女性也调动工作的制度。于是，我在新婚一年半后从东京调往地方分社。因为不想过早生孩子，所以接受了这次工作调动。回京时，我已34岁。考虑到年龄，我开始备孕。但一直没怀上。

我从35岁开始接受不孕治疗。做了9次人工授精都未成功。由于一直对体外人工受精有"过度服药"的坏印象，所以一直在做与不做间犹豫。这时公司第二轮工作调动即将启动，我为了"不再被调动工作"，决定接受体外人工授精治疗，因为对药物有抵触情绪，

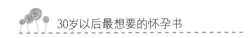

所以我选择了一家可最大限度控制促排卵针使用的医院。在那做了5次，都没有成功。

之后我决定休息一段时间。在这期间，我喝了半年汉方药。汉方药的效果不错，喝完之后发现精神倍增。汉方医生说我"从现在开始还能生2个孩子"，我虽然觉得"怎么可能"，但很开心。这位医生，每次见面都能唤起我的积极心态，我以愉悦的心情坚持看了一段时间。之后在同一家医院用同一个方法做体外人工受精，结果第1次便成功怀孕了。我觉得这次怀孕与汉方药密切相关。

◖● 没有分娩的自信

怀孕期间，我对分娩完全没有自信。我曾去东京市内的面向所有孕妇的俱乐部寻求帮助。但是，直到最后也没找到自信。因为年龄很大，所以深感不安。虽然大家都说"不要拘泥于实际年龄，最重要的是身体年龄"，但我对身体年龄也没有自信。因为我一直过着不规律的生活，经常吃垃圾食品，而且我也不是擅长做美食的人。

我选择了一家"尽量自然分娩但紧急时刻也能安心"的医院。

预定是水中分娩，但由于羊水浑浊（胎儿难受的征兆），临时取消。这时想要"自然分娩"已不可能。最后在使用阵痛促进剂、做会阴切开术后才顺利分娩。分娩的时间是15个小时，与初产妇的分娩时间持平。孩子很健康。

◉ 想早点迎冻结卵回家

我还有一个受精卵现在处于冻结状态。每年的保管费需要1万2000日元（译注：约合人民币700元）。我想把它送回子宫，然后结束不孕治疗。41岁的我，已经没有精力再次取卵生子了。但如果受精卵不能成功孕育生命，我想我可能还会再尝试下。毕竟我很想给现在的宝宝生个弟弟或妹妹。

　　*后来，这位女士将冻结卵送回了子宫，但没有成功怀孕。再次取卵后，于43岁怀上第2个孩子。正如汉方医生所言，她成为了两个孩子的母亲。

第3章

高龄分娩

●● 因年龄增长引发的染色体异常是先天异常的1/4

高龄女性在费尽千辛万苦终于怀孕后，高兴往往是暂时的。因为紧接着她们就会有各种担忧，比如"会不会流产啊"，"肚中的孩子没有先天异常吧"，"需要剖宫产了吧"，"到时候能追上到处跑的孩子吗"，"能和年轻妈妈们和谐相处吗"，等等。

在为卵子老化而烦恼之时，成功怀孕是最让人向往的终极目标。而在实现这个目标后再看怀孕，实际上这只是怀孕生活的开始。我曾在某不孕治疗医院听到一位终于怀上孕的女士说"我不知道在这个年龄怀孕到底好不好"。她的这种心情，我们并不难理解。

每逢健康检查都能听到"高龄分娩风险高"等话语，是高龄孕妇经常诉说的烦恼之一。因为平时的耳濡目染，只要出现一点年轻孕妇也会出现的异常情况，高龄孕妇都会担心和自责，严重的甚至会丧失做母亲的信心。

其实，年轻人在分娩时也充满风险，有时候也关系到个人安危。在重症患者云集的医院，每天都能看到一脸茫然自失的家人、年龄各异的孕妇以及新生儿乘坐救护车而来。这种景象，相信绝大多数人都不能想象，但这却是周产期医疗的日常状态。因为不论是年轻人还是高龄女性，有钱人还是贫困者，谁都不能避免怀孕和分娩的风险。

有先天异常的新生儿一般都集中在大医院，而这些孩子的母亲的年龄也是大小不同。关于先天异常，下文还会详细论述。在这我想强调的是，有先天异常的孩子，原因不明的占50%，因年龄增长引发的染色体异常只不过是先天异常的1/4。

在孕育下一代的过程中，困难常常如影随形。面对这些困难，不仅需要足够的斗志，还需要无限多的能量。年龄大确实会增加高龄的风险，但相反地，她们拥有年轻人不具备的丰富经验和强大精神力。

我曾在东京都杉并区的Fun产科医院分娩孩子。其院长杉山富子经常说："大家都说年龄大的女性体力差，但相应地，她们的心劲很强。"正如杉山富子院长所言，我认为高龄孕妇的意志之坚非年轻女性所能比。经历过不孕和流产的她们，更能真实地体会到生命的真谛：健康并非理所当然，而是宝贵的财富。她们在怀孕后，往往会以"不论发生什么都积极接受"的刚强心态面对每一天。

● 安全性大幅度提升的高龄分娩

让人庆幸的是，虽然高龄女性在怀孕前需和卵子的老化苦苦奋战，但怀孕后的医疗，随着孕妇健康检查技术和新生儿集中治疗室（NICU）技术的不断进步，已使高龄分娩的安全性大幅度提升。在当今日本，分娩风险的年龄差正在不断缩小，高龄女性只要接受孕妇健康检查，就可以在很大程度上保证高安全分娩。尽管日本的分娩年龄之高堪称世界前列，但周产期死亡率（怀孕22周以后出生，1周未满的婴儿的死亡统计）之低位居世界第一。

按母亲年龄比较周产期死亡率，年轻女性与35岁以上女性，确实有差别。据2011年人工动态统计显示，每1000个婴儿中，35岁以上女性的周产期死亡率是4.8人，45岁以下的则为7.8人。这与25岁以上女性的3.4人相比，35岁以上女性的周产期死亡率是其1.4倍，而45岁以下女性则是其2.3倍。因此，医生经常会对孕妇说"高龄分娩的死亡率是正常的两倍"。但如果仔细分析，你会发现，25岁以上女性的婴儿，每1000人中有3.4人死亡，而35岁以上女性的则有4.8人死亡。换言之，从全体上看，每1000人之中只有1.4人之差，体现在百分率上只有0.14%的增幅。

让我们把目光放在周产期死亡率的数据上。如图3-1所示，现在45岁以下的周产期死亡率已降至30年前的1/13。其数值明显低于1980年代的20多岁女性的周产期死亡率。所以，当你在感叹"30年

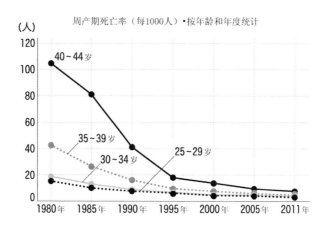

图3-1 母亲年龄比较周产期死亡率
（源自：厚生劳动省"人口动态统计"）

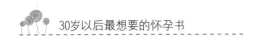

前20多岁女性的宝宝死亡率真低"时，实际上其死亡率和现在40岁以上女性的相比，反而更高一些。

虽然过去20多岁女性和现在40多岁女性的分娩在安全率上相差无几，但其经历却大有不同。其中最大的区别是剖宫产的数量。据日本公开的全国剖宫产率显示，30年前的剖宫产率是每20人中约有1人，而今是医院每5人有1人，诊疗所（私人医生经营的19床以下的医疗设施）每8人约有1人通过剖宫产分娩。其背后有各种各样的原因，但晚育无疑是最大的原因之一。

高龄分娩的人可能需要在怀孕期间和医生商谈分娩方式及其他问题。但现在已是高龄分娩者也能安全分娩的时代，只要和医疗紧密联系在一起，就能保证拥有甚至不低于年轻女性的安全率。

关于高龄分娩，有很多事例不能用三言两语概括。总之，首先需要做的是正确把握自己的风险。毕竟现在已不是一律将高龄孕妇视为高危人物的时代。

● 正确把握"个人面临的风险"

"在我看来，高龄分娩者虽同属一个群体，但个体差异特别大。"在东京都涉谷区·日本红十字社医疗中心每年指挥3000例以上分娩手术的杉本充弘医生（该中心副院长，周产母子·小儿中心主任）冷静地说道：日本红十字社医疗中心是全国分娩人数最多的医院，其中35岁以上的分娩人数占分娩全体的45%，接近一半。因此，可以说它是日本高龄分娩经验最为丰富的医院之一。

"如果总是向高龄孕妇传达高龄分娩的危险性，只会引发不必要的担心。由担心演变而来的压力，会导致心理过度紧张、免疫力低下等各种不良结果。而这种'由不确定因素带来的担心'是最糟糕的。高龄分娩的关键是正确把握'个人面临的风险'，而非看全体都有哪些危险因素。想要实现这一点，高龄孕妇需与医生多加沟通。"

神奈川县镰仓综合医院妇产科部长井上裕美医生告诉我，她从年轻时代开始一直读了几十年的海外教科书，最近对高龄分娩的思考也发生了变化。

"全世界妇产科医生的权威教科书*Williams Obstetrics*在最新第23版中这样写道：没有慢性疾病等医学问题的健康女性的高龄分娩，其危险性远远低于迄今为止报道的数据。此外，书中还说，之所以高危妊娠有所增加是因为不孕治疗的影响。不孕治疗促使多胎妊娠有所增加，而这与高龄分娩的早产率、婴儿的有病率、死亡率的上

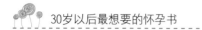

升密切相关。"

正如第二章所述，随着体外人工受精技术的普及，多胎妊娠的几率增加不少。此外，因为不孕治疗的关系，胎盘位于子宫出口附近的"胎盘前置"的风险也有所增加。

其实，普通的健康女性如果用自己的卵子怀孕，且没有多胎妊娠和胎盘前置等状况，即使是通过体外人工受精技术怀孕，也无需过分担心。

但是，最近备受大家关注的通过"卵子捐献"怀孕是个例外。关于卵子捐献的实际情况，我并不十分了解，但从经手过该病例的医院的报告来看，状况不容乐观。有的甚至需要大量输血，其输血量相当于多次替换全身血液的量。东京都港区的爱育医院曾把该院经手的20例卵子捐献分娩的结果发表在妇产科专门杂志上。其结果显示，胎盘异常、妊娠高血压综合征、多胎妊娠、输血等的比例是普通体外人工受精分娩的数倍，有的甚至是10倍。这种高龄分娩明显是一种突破极限的高危妊娠。而且，由于现在有些医院拒绝接诊该类患者，所以本人隐瞒实情就诊的例子频频出现，这对医院来说，是个非常大的安全隐患。

总之，在40多岁备孕女性不断增多、不孕治疗已成为普遍现象的今天，高龄分娩已呈现出多样化发展的局面。

● 健康经产妇的分娩与年轻女性儿乎相同

从流行晚育的20世纪末开始，关于年龄增长对怀孕、分娩的影响，全世界都展开了各种研究。

但是，绝大多数都是针对年龄展开的研究，关于是否接受体外人工受精治疗、怀孕前是否有内科疾病等，都未曾展开研究。不过，让人高兴的是，最近陆续展开的研究已把高龄分娩者细分为多个类别。这可以说是高龄分娩多样化发展的必然要求。

日本红十字社医疗中心第一妇产科副部长笠井靖代医生，曾调查过从2007年至2010年4年间的1万件分娩案例。该调查为我们清晰地展示了40多岁初产女性除年龄以外的特殊背景（图3-2）。

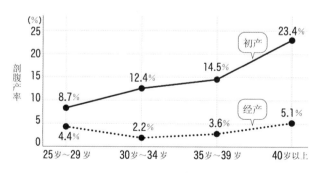

图3-2 按初产和经产统计的不同年龄的剖腹产率，以低风险妊娠的6500名女性为对象
（源自：笠井靖代 《日本周产期·新生儿医学会杂志》）

在该医院，40多岁的初产女性，每3人中就有1人通过体外人工受精技术怀孕。而且，每4人中有1人或患有子宫肌瘤或做过摘除手术。

子宫肌瘤是一种常见于40多岁女性以及高龄分娩者的良性肿瘤，大多数不影响正常生活。但怀孕后会根据肿瘤的位置以及大小决定是否进行剖宫产，有时会出现微弱阵痛、分娩后大出血等不良状况。在怀孕前做过子宫肌瘤摘除手术的女性和做过剖宫产的人一样，一般需要经剖宫产分娩。

笠井医生按照"35岁以下或40多岁""初产或经产""有无除年龄以外的风险因素"，将1万名高龄分娩者分为三类，并按类别解析相应的分娩异常情况。所谓无年龄以外风险的低风险人群，即"无子宫肌瘤、妊娠高血压综合征、妊娠糖尿病、肥胖症、剖宫产经历、早产经历的自然受孕的人"。其中，35岁以上女性约有6成，40多岁女性约有5成符合该条件。

但很多初产妇即使属于低风险人群也选择剖宫产。选择剖宫产手术的人从30多岁开始逐渐增多，到40多岁时其比例高达25%。笠井医生说："在我们医院，不会仅仅因为是40多岁就推荐剖宫产。某些问题的出现促使剖宫产率有所增加。40多岁初产的人选择剖宫产的原因是，和经产妇相比，很多人都有微弱阵痛等症状，不能顺利分娩。她们的吸引分娩、钳子分娩和延迟分娩（拖长分娩时间）的发生频率较高。她们即使属于可自然分娩的低风险人群，也不能小看年龄的作用。"

与此形成鲜明对比的是低风险的经产妇人群，她们的剖宫产率几乎没有年龄之差。40多岁的低风险经产妇的剖宫产率只有5.1%。35岁以上女性的剖宫产率更是非常之低，只有3.6%，几乎和20多岁人群无异。

● 流产和染色体异常与年龄同步增长

美国也曾针对高龄分娩的多样化开展大规模的研究，以1999—2002年分娩的约3.6万人为对象的针对怀孕全过程的异常调查便是其中之一。该研究结果经常被日本的专门杂志引用。

据该研究显示，很多高龄分娩的人，在怀孕前就已患上慢性高血压、糖尿病。40多岁女性在怀孕前患有高血压的人数是未满35岁人群的3.2倍（40岁全体的1.6%），而糖尿病人数则为1.8倍（40岁全体的1.7%）。通过接受体外人工受精治疗和注射促排卵针怀孕的高龄女性也较多，35～39岁女性每29人中有1人，40以上女性每8人中有1人通过体外人工受精怀孕。

为了单独统计由年龄增长带来的风险，该研究小组还特意制作了表格（表3-1）。该表排除了"怀孕前的医学问题、异常分娩的以往经历、体外人工受精和促排卵针的使用、人种、分娩经历、学历、是否已婚、肥胖度（BMI）、是否吸烟"等年龄以外的诸多因素。

表3-1 高龄分娩的风险
（与未满35岁的人群相比，哪些问题容易出现）

	35～39岁	40岁以上	发生频率（所有年龄）[1]
流产	2倍	2.4倍	10%～15%
染色体异常	4倍	9.9倍	约0.1%
妊娠糖尿病	1.8倍	2.4倍	12%
胎盘前置	1.8倍	2.8倍	0.5%～1%
低体重儿	无显著差别	1.6倍	7%左右
剖腹产	1.6倍	2.0倍	约2成[2]

注：将年龄以外的诸多因素排除在外的统计
（1）作者标注　（2）据厚生劳动省医疗设施调查显示，具体数据是19.2%
（源自：Impact of maternal age on obstetric outcome）

虽然妊娠高血压综合征是高龄分娩的风险之首，但该研究将怀孕前的血压状态均等化，未统计其差别，先兆早产、巨大婴儿等亦是如此。另一方面，在统计流产、染色体异常等与卵子老化相关的风险时，也将是否初产以及怀孕前状态排除在外。结果显示，随着年龄的增长，流产、染色体异常、妊娠糖尿病（怀孕后暂时出现的糖尿病）、先天异常、剖宫产、胎盘早期剥离等的风险均会增长。

● 怀孕是"老化的模拟训练"

或许很多适育年龄的人都会认为，自己离患上高血压和糖尿病等这类生活习惯病还有"很长一段时间"。但其实不然。据日本国民健康·营养调查显示，40多岁的高血压患者的比例已超过一成。处于高龄分娩年龄的人，实际上离生活习惯病已不远。

怀孕会使身体的负荷超出正常水平，因而有人将其称为"老化的模拟训练"。其原因是有的人会提前患上本应在未来出现的疾病，比如妊娠糖尿病、妊娠高血压综合征等怀孕并发症。

"怀孕首先会给循环系统带来较大的负担。"

日本红十字会医疗中心分娩室师长中根直子如此说道。

"怀孕期间，为了孕育胎儿，全身的血流量会增加，高峰时可达到平时的1.4倍。高龄分娩女性的身体能否承受该变化是个问题。"

如果孕妇的血管处于年轻、富有弹力的状态，且血液中含有较

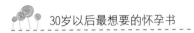

少的糖分和胆固醇，因为血液容易流动，血压就不容易上涨。但如果是动脉开始硬化、血液黏度上升的高龄女性，血压就容易上升。

妊娠高血压综合征在2005年前被称为"妊娠中毒症"。从怀孕20周后到分娩12周前，如果发现高血压且伴有蛋白尿的症状，即可诊断为妊娠高血压综合征。在改称谓前，如果出现水肿症状也会被诊断成该病。据前文介绍的美国大规模研究显示，35岁以上的初产妇出现该症状的几率为6%～7%，经产妇的则为3%～4%，初次分娩的人更容易患上该病。原本有高血压倾向的人、受遗传影响的人以及患有糖尿病、肥胖症、肾疾病、甲状腺疾病的人，都是易发人群。

导致该病出现的原因，目前还不是很清楚。但其秘密应该隐藏于胎盘的形成过程中。当受精卵在子宫壁着床、胎盘形成时，只要母体判断出胚胎的一半来自自己，就会出现"免疫宽容"现象以及"螺旋动脉"附近血流畅通的状态。如果该机能因为某些原因变得不能正常运行，就会出现螺旋动脉硬化、胎盘的血流状态不佳的现象。而母体为了给胎儿输送足量的血液，就要提升血压。这时，母体就会进入高血压预备军的状态，且血压会越来越高。

如果是用他人捐献的卵子怀孕，母体就会判断出受精卵中没有自己的遗传因子，因而免疫宽容的机能也不能运作。此外，由于接受卵子捐献的人一般年龄较大，血管正处于不断老化的状态，所以胎盘的异常情况及妊娠高压综合征的出现几率要远远高于普通的高龄孕妇。

要想从根本上治疗妊娠高血压综合征，就得等到妊娠结束。在这期间，可以一边采用安静食疗法一边观察症状，必要时也可使用降压剂。但由于血压上升是为了保护胎儿，所以如果过度降压，就不能给胎盘输送足量的血液，最终会导致胎儿状态恶化。在无论怎么做也不能维持其平衡状态时，通常采取提前剖宫产的方法。剩下日子的婴儿成长则委托给NICU（新生儿集中治疗室）。

除了避免过度劳累，没有很好的预防方法，因此早期发现很是关键。日本红十字会医疗中心妇产科的笠井靖代医生的做法是，要求高龄孕妇在家每日测血压，并在例行检查时将记录带给医生看。如果发现血压出现明显上升，就得立即就诊。每日按时测量，不仅能尽早发现，还能提高"避免压力过重和盐分过食"的意识。

高血压患者、肥胖者、糖尿病患者、乳腺癌患者的高龄分娩

早期发现妊娠糖尿病也很重要。虽然糖尿病不必像高血压一样

每日观察，但一般建议做两次检查。一次是怀孕初期的"随时血糖值测定"，另一次是怀孕20周前后的"糖负荷试验"。据日本红十字会医疗中心的调查显示，约有10%的高龄孕妇会被诊断出妊娠糖尿病。在这两次检查中发现症状后，只要尽早通过食疗法和运动等方式控制血糖值，绝大多数人都不会加重病情。

虽然不论是妊娠高血压综合征还是妊娠糖尿病，都会随着妊娠期的结束而治愈，但有些在孕期出现这些症状的人容易形成真正的生活习惯病。因此医生的建议是，育儿期间也进行定期检查。

大约从35岁开始，乳腺癌及其他疾病会逐渐增多。笠井医生认为："为人父母后，保证自身健康也是一种责任。因为只有自身健康，才能更好地守护孩子。"

在40多岁分娩者的比例超过一成的日本红十字会医疗中心，患有高血压、糖尿病、重度肥胖症、乳腺癌等疾病的孕妇正在不断增多。面对陷入生命危机的女性，笠井医生的心情十分复杂。作为医生，她疑惑"为什么身体状况不佳却还要怀孕"；作为女人，她思考"或许她们是为了孕育孩子才不惜豁出性命"。在笠井医生接诊的患者中，有位高龄女性由于乳腺癌病情恶化，生下孩子不久就凄惨离世。最让笠井医生感觉遗憾的是，没让她抱一下孩子。

笠井医生向我娓娓道来她的高龄分娩经历。

"我在怀孕期间也告诉自己，如果自己有什么不测，也得先保孩子。因此，我并不是不能理解那些不惜豁出去生命孕育孩子的高龄孕妇的心情。但是，每次看到高危准妈妈，我就不由得感慨，女人有必要用自己的生命换孩子吗？"

现今，全世界的不孕治疗专家们正在挑战孕育生命的年龄上限，试图让年龄更大的人也怀上孕。但是另一方面，这些与高危妊娠奋战的高端医疗设施的妇产科医生们，也担心女性自身的健康问题。

卵子老化，将来或许可以通过卵子捐献和诱导多能干（iPS）细胞等技术加以克服，但我们绝不能忘记，其中暗含着用生命交换的危险。

"出生前诊断"最前线

先天异常包括表面可见的异常、内脏异常和神经异常等。如果将微小异常也计算在内，先天异常婴儿的数量大约占所有初生婴儿的5%。这种现象的出现，绝非因为孕妇是高龄产妇或特殊家族的人。所有孕育生命的女性都可能面临这种问题。

导致先天异常的原因有感染、环境因素等，但更多的是原因不明（图3-3）。关于无染色体数量异常的先天异常，世界著名的产科教科书的说法是：很多报告都显示，它不会随年龄增长而增加。

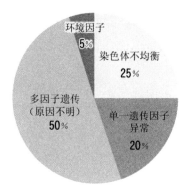

图3-3 先天异常的原因
（源自：Thompson&Thompson：enetics in Medicine 7th.ed）

但是，由染色体异常导致的先天异常的发生几率会与年龄同步增长。我在前一章提到，发生染色体异常的受精卵，很多时候都会引发不孕或流产。但实际上并非完全如此。

人有22对常染色体，每对都有各自的号码。染色体发现者按染色体的长短为染色体排号，最长的是1号。但其中包含的遗传因子数量的多少并不按照染色体的长短排列。遗传因子最少的是21号，紧接着是18号和13号。这3对染色体如果多一条染色体，即呈现"三染色体"的状态，孩子就有可能足月分娩。其可能性会随年龄发生变化（表3-2）。

表3-2 胎儿出现染色体异常的频率

（怀孕40周时）

	21-三体综合征	18-三体综合征	13-三体综合征
20岁	1527 人中1人	18013 人中1人	42423 人中1人
25岁	1352 人中1人	15951 人中1人	37567 人中1人
30岁	895 人中1人	10554 人中1人	24856 人中1人
35岁	356 人中1人	4202 人中1人	9876 人中1人
36岁	280 人中1人	3307 人中1人	7788 人中1人
37岁	218 人中1人	2569 人中1人	6050 人中1人
38岁	167 人中1人	1974 人中1人	4650 人中1人
39岁	128 人中1人	1505 人中1人	3544 人中1人
40岁	97 人中1人	1139 人中1人	2683 人中1人
41岁	73 人中1人	858 人中1人	2020 人中1人
42岁	55 人中1人	644 人中1人	1516 人中1人

注:源自:《妇产科诊疗方针—产科篇2011》

不过，患有13-三体综合征、18-三体综合征的孩子大多数会在子宫内死亡，即使出生了，其中半数也会在幼时夭折。而患有以发现者约翰·朗顿·唐命名的被称为"唐氏综合征（21-三体综合征）"的婴儿，却很少出现死于腹中的情况。现在日本平均每年有1100个患有该综合征的新生儿出生。这些孩子一般存在心脏等内脏异常问题，但很多时候，只要通过适当的治疗即可让其精力充沛地玩耍。他们的特点是，相貌独特、有智力障碍、成长缓慢、爱亲近人、性格温和。

胎儿是否存在染色体异常现象，只要做羊水检查就可以大致确认（确定性检查）。此外，还有准确度较低但对身体伤害少的检查，比如血液检查、超声波检查等。这类被称为"唐筛检查（非确定性检查）"的检查，可以检查出某些特定异常存在的几率的高低。

●● 存在流产危险的羊水检查

即使通过这些检查发现了染色体异常情况，也没有完全有效的治疗方法。因此，对于接受检查的绝大多数人来说，这是个痛苦的回忆。且羊水检查约有0.3%的流产率，很可能会让那些好不容易怀上孕的高龄女性陷入危险之境。此外，检查时间一般设在怀孕15～16周，再过2～3周，即等结果出来之时，正是能感受到胎动的时期。

如果这时被告知染色体异常，放弃孩子是很多夫妇必须面对的现实。但由于孩子已较大，人工流产必须采用药物引产的方式。

在欧美，很多国家都对"唐筛检查"实行免费制度，但在日本，想做该项检查的人都必须自掏腰包。

一般情况下，35岁以上孕妇在接受妊娠10周的孕妇体检时，医生会提议做染色体异常检查，也有的医生闭口不言。有的医院会在候诊室放一本小册子，只针对孕妇提出的问题进行回答。

在美国，不向患者提供患者应了解的信息是对"患者知情权"的侵害。但在日本，医生不仅没有向患者提供染色体异常检查等信息的义务，也没有相关准备。如果医生在没有充分准备的状态下单方面解释该项检查，会有劝孕妇做检查的嫌疑。因为在有限的时间内解释事关人工流产的检查，是件非常难的事。如何面对染色体异常检查，不论是孕妇还是医生，都深感困惑。

东京都中央区·圣路加国际医院女性综合诊疗部的主任医师中山美智子，是一位临床遗传专门医生。她接诊过为数不少的遗传性疾病婴儿的病例。她说："让人们不使用可以利用的技术，也不太现实。是否接受检查取决于夫妇，而非医生。"

紧接着，她又发自肺腑地说道："作为医生，对这项检查的感觉十分奇妙。从医疗的角度出发，如果检查后发现有异常现象，总想着为这个人做些什么。但检查发现异常，在很大程度上，也就意味着否定该生命的存在。"

我曾问过很多高龄孕妇"最担心什么"，几乎所有人都回答说"最担心出现染色体异常"。在这些人当中，很多人都因极度担心、发生率非常高、丈夫亲友强烈要求等各种原因做了这项检查。

◖◗ 被遗弃在新生儿集中治疗室的宝宝

绝大多数患有先天异常的宝宝，最终都会被父母接受并在温暖的家庭中成长，即使有的需要花些时间。但在聚集了来自全国各地的先天异常儿的新生儿集中治疗室（NICU），我发现，有些父母因无法接受这个现实而选择将宝宝留在了医院。不能为这些孩子提供幸福成长的环境，只谈论是否应做检查的问题，或许有些滑稽吧！

在人们为是否做这项检查犹豫不决时，医疗技术正以日新月异的态势发展着。特别是最近，随着可高速解析大量遗传因子的技术的飞速发展，我们只要取出混在母体血液中的极少量的胎儿遗传基因，就能开展检查。该项检查的登场，将大幅度改变迄今为止的出生前诊断的局面。

接着，我为大家介绍日本现有的检查，将来很可能投入应用的检查。

【唐筛检查（非确定性检查）】

<母体血清标记物检查>

这是一项在妊娠15周后，从母亲手臂处采血的检查，主要检查

唐氏综合征、18-三体综合征以及神经管闭锁障碍的概率。而概率则在综合考量随存在的问题不断变化的4种蛋白质和激素的浓度、母体的年龄、家族病史后算出。

东尾理子在博客上发表的以"医生告诉我唐氏综合征的概率是1/82"为标题的文章，曾一度成为热门话题。而她做的就是这项检查。该项检查的结果一般以分子为1的分数形式显示，不会出现0或1的数字。

很多人都认为，这类只以分数形式出结果的检查毫无意义。因为即使不做这项检查，也知道高龄女性的概率在某种程度上很高。有位孕妇，因为医生说"母体血清标记物检查的结果即使是1/10，10人中也有9人是健康儿，而结果即使是1/1000，也有可能会生出唐氏儿"，放弃了做这项检查。

<胎儿DNA检查（无创DNA产前检测 Non-Invasive Prenatal Genetic Testing；NIPT 胎儿染色体检查）>

这是一项自从遗传因子解析技术诞生以来备受各方广泛关注的检查项目。仅需采集孕妇静脉血的该项检查，不仅十分安全，而且判断是否有唐氏综合征等染色体异常情况的精度很高。

这项检查于2011年开始应用于美国临床，现日本也正在考虑是否引进。但这涉及到一个伦理问题，即"大多数孕妇都接受该项检查是否会威胁到染色体异常儿的生存权"。2013年1月，日本的一部分医疗设施开始将此项检查列入研究计划。相信在不久的将来，会有更多的医疗设施接受这项检查。

这项检查主要检测混在母体血液中的胎儿的遗传因子。胎儿的遗传因子混在母体血液中是很早就知道的事实，但一直由于其量过少而难以检测。最近飞跃发展的遗传因子解析技术使之变为可能。

该项检查在2011年得到应用后，主要检测在母体血液的游离DNA（浮游于细胞之外的遗传因子）中含有多少21号、18号、13号染色体中的遗传因子。比如，如果21号染色体中的遗传因子的比例超过正常水平，怀上患有唐氏综合征的胎儿的可能性就较高。

由于胎儿的游离DNA很早就出现在母体血液中，所以在妊娠第10周便可做这项检查。这也是这项检查的优点。

日本有可能引入的美国Sequenom公司的检查，截止2012年12月，其精度为全世界第一。该公司在调查比高龄孕妇更容易患上唐氏综合征的人群后发现，在呈阳性结果的212人中，实际是唐氏儿的为210人，有2人不是。可以说，与迄今为止的血液检查相比，其精度已是非常之高，平均每100人只有1人判断失误。但日本研究出生前诊断的主要学会，尚未将其列为确诊水平的检查。他们认为，检查呈阳性的孕妇，应通过羊水检查进行最后确认，未经最后确认就终止怀孕的行为并不可取。

另一方面，关于阴性检测的精度，该公司的报告显示，在判定为阴性的1688人中，只有1人是唐氏儿。其准确度远远高于阳性检测结果。打算做羊水检查的人，如果得到的是阴性结果，或许就会放弃做羊水检查。如此一来，便可避免由羊水检查带来的流产风险。

<超声波检查>

在怀孕初期，可以通过检测胎儿的"NT值（颈部半透明厚度，nuchal translucency）"，推断染色体异常的可能性。

但是，普通的超声波检查也有能力上限。关于这一点，日本妇产科学会/日本妇产科医学会在《妇产科诊疗方针—产科篇2011》中有相关论述：正确的NT检测需要一定的经验和训练，它不是我国周产期医疗的标准检查。而且，妇产科医生既没有积极开展NT检查的义务，也无需在得知NT值变大时告知患者。因为这项检查只有经过专门训练的医生才能开展，难以在普通的孕妇体检中普及。此外，有的孕妇并不想在谁都做的孕妇体检中得到染色体异常等信息。

如果确实想通过超声波检查胎儿是否有异常，可以前往名为

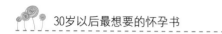

"胎儿健康"、"胎儿诊断科"的特殊门诊或专门医院。这样的门诊或医院，不仅数量不多，而且费用高昂。不过，胎儿超声波的专门医生在做NT检查时通常会结合其他检查诊断结果。虽然有能力上限，但可以提高诊断的准确度。

【确定性检查】

<羊水检查>

在确定性检查的项目中，有一种通过检测绒毛判断是否存在染色体异常的"绒毛检查"项目。由于日本很少有医院可做这项检查，所以绝大多数人都通过"羊水检查"确定结果。

虽然检测胎儿染色体数量的羊水检查约有0.3%的流产率，但结果确实精准。费用大约需要10万～15万日元（译注：约合人民币5800～8600元）。

羊水检查一般在羊水增多的妊娠15周以后进行。具体方法是，通过超声波用针从肚中吸出15mL的羊水。

因为羊水中有掉自宝宝身体的游离细胞，所以可以通过这种方式取得宝宝的细胞。这种细胞只有放在检查室中，并经过适当的处理，才能生存、增殖。

我曾参观过用染色液将染色体染成条纹状的普通检查方法。据检查技师说，在取出羊水的1周～10天里，即在细胞数量开始增多的时候，他们会使用促进细胞分裂的药物。使用药物后，细胞会出现分裂之势，使染色体变得易观察。这时可以将其固定在承物玻璃片上，用显微镜观察。逐渐提升显微镜的倍率，你会看到其从核状物到棒状物的变化过程。那一条条的便是染色体。

在显微镜下拍下该景象，并将散乱分布的染色体按序号整理排列。像我这样的外行人，只知道散乱分布的染色体有大小之分，而检测专家就不同了。他们对每对染色体的条纹状都了如指掌，能快速辨别出每对染色体的序号。这种需要耗费大量精力的羊水检查，从检查到出结果一般需要2～3周。

据登载于国际出生前诊断专门网站"PRENATAL DIAGNOSIS"的日本医生的报告显示，2008年，日本全国约有1万3402人做过羊水检查。虽然有遗传病的人及在体检中发现异常的人都可以做羊水检查，但实际上高龄孕妇才是这项检查的主力军。2008年高龄分娩的人约有23万，换言之，大约有5%～6%的高龄孕妇做了羊水检查。

大城市的受检率或许要高于该数据。我曾就这个问题采访过东京市内的医院和诊所，结果显示，大部分医院约有10%的高龄孕妇

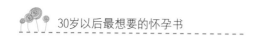

做了该项检查，受检率较高的医院竟然有30%的申请者。

"并没有那么痛苦"

羊水检查，虽然有的医院会实施局部麻醉，但实际上并没有那么痛苦。可能会有少量的出血，但几乎不会伤到宝宝和胎盘。不过，听做过该项检查的人说，等待结果的那段时间很受煎熬。有的人甚至会出现食不下咽、迅速消瘦的情况。这对本就承受着精神压力的孕妇来说，真可谓是痛苦的体验。

于午餐时间在公司附近和我娓娓而谈的H便是这样一个例子。41岁时，工作比较空闲的她开始思考"孩子的问题"。后来奉子成婚。怀孕前未经历任何辛苦，怀孕期间也是顺风顺水，既没有孕吐也没有任何不良症状。但是，父亲却和她说"不可小看高龄分娩，应现实点"，建议她做下检查。她觉得言之有理，便做了羊水检查。

"竟然是用针穿过腹部！"

刚说完这句话，H就因回想起当时的痛苦场景而变得双目通红。

"当时的情景，包括接受检查前的左右徘徊，去取检查结果时的不安，现在还历历在目。每次去医院都是腿脚沉重、心事重重。我不希望谁陪我一起去。因为我觉得，自己的孩子自己承受。分娩以及现在的育儿生活，和做羊水检查相比，都不足为道。"

在出生前了解胎儿的各种情况，可以说是托了科技进步的福，但孕妇们却也因此备受折磨。毫无疑问，这项检查是孕期压力的代表。

● 大家都怎么做？怎么想？

那么，高龄分娩者都如何看待这项检查呢？为解开这个疑问，我曾采访过一些高龄分娩者。

受育儿杂志*AERA with Baby*所托，我曾与分娩·育儿信息网"Baby Come"开展过一项网络调查。据调查结果显示，在106名高龄初产的妈妈中，有6人做过羊水检查（5.6%）。有一半以上的人曾为是否做检查"迷茫徘徊"，且以40多岁女性居多。而30多岁女性的态度是"虽然这次不做检查，但下次怀孕就不好说了，因为年龄会越来越大"。因为染色体出现异常的概率会与年龄同步增长，所以即使是不想做该项检查的人，也会被卷入"不知做否"

的烦恼之中。

观察受访人群的精神状态，也可以感受到40多岁女性的复杂心情。她们虽然历尽千辛万苦才成功怀上孕，但出现染色体异常的概率要远远高于30多岁女性。也有的女性，因为"想生下好不容易怀上的孩子"，所以不论年龄多大都不接受检查。

2012年，在得知胎儿DNA检查已应用于实践中后，我与"Baby Come"再次开展了一次网络调查活动。这次调查以怀孕中、育儿中的150名女性为对象。让人意外的是，不论哪个年龄段的人，回答"接受"、"或许接受"的人均占全体的40%。从未考虑过胎儿先天异常和出生前诊断的年轻女性，或许是在看到与最新检查有关的报道的那一瞬间，才开始担心先天异常的。

而一直为"无法确保胎儿健康"烦恼的高龄妈妈们，是因为深知检查胎儿染色体的重要性，才选择了"接受"。

下文中，我以两次调查的统计和受访人员的心声为基础，为大家介绍接受检查和不接受检查的原因。

<接受检查的原因>

因为不安，想要让自己放心。

抚养一个有缺陷的孩子，我觉得我做不到。

因为丈夫和祖父母一直坚持让我做。

年龄大，觉得对不住丈夫和家人。

无法想象障碍儿在自己死后如何生活。

担心会给上面的孩子带来负担。

看过身边培养障碍儿的例子，深知其中的辛苦。

虽然决定即使是障碍儿也要生下，但想在生之前有些心理准备。

<不接受检查的原因>

我觉得应该不会出问题。

即使知道有异常，我也不会放弃。既然如此，就没有必要做检查。

我已做好准备，无论孩子怎么样，都将其培养成人。

我知道我的年龄怀孕风险高。事到如今再做检查也没有意义。

丈夫说："不论孩子如何，都好好抚养。"

这是我接受体外人工受精治疗后好不容易怀上的孩子。

可能以后都不能再怀孕，我必须生下这个孩子。

这项检查不能发现所有的异常现象，有的病可能在出生后才会被发现。

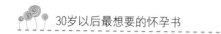

医生没有提这项检查，我觉得既然医生没有推荐我做，我还是不做为好。

不想因为做羊水检查而流产了。

虽然过来人的心声因人而异，但我依然能从她们的语气中感受到，她们对"染色体异常的高概率"的不安以及在决定是否做检查时的痛苦。

在这些调查中，有人还曾如此说道："孕妇在怀孕期间本来就处于不安状态，这个时候还让她做是否接受检查的决断，真是件痛苦的事。"

被海啸冲走的患有13−三体综合征的孩子及其母亲

这种迷茫与这个孩子尚未出生有密切的关系。在采访高危妊娠期间，我曾拜访过多个新生儿集中治疗室，见过多个障碍儿及其母亲。最终发现，只要能得到周围人的支持，大多数母亲都会选择接受障碍儿，并小心呵护其成长。

在日本大地震发生之后，福岛县·磐城市立综合磐城合办医院未熟儿·新生儿科部长本田义信医生曾为我讲述了一个感人的故事。

本田医生曾接诊过一个尚在襁褓之中的患有13-三体综合征的孩子。他家住在海边，大地震爆发后，他被海啸席卷而走。据说当时家中有妈妈、奶奶、6岁大孩子及其患有13-三体综合征的弟弟。妈妈试图带着大孩子和这个尚在襁褓之中的孩子逃走，但最后没有逃脱成功，只有奶奶获救。那位妈妈的肚中，还有一个正在孕育的宝宝。

后来，爸爸来到拥有他们无限回忆的新生儿集中治疗室，把之前的遭遇告诉了本田医生。爸爸说："这个孩子出生的时候，我并没有感受到身为人父的幸福。但当全家以他为中心团结成一体时，我以我的妻子为傲。"听完这个故事，我深切地感受到，当自家的孩子不断长大后，对于父母而言，他是否是障碍儿已不重要。

据新生儿科的医生们说，在出生之初，如果发现孩子有缺陷，大部分人都会说"请不要给我治疗"。即使妈妈不这么说，没有切身感受过胎动的家人也会这么说。但是，当他们与保温箱中的宝宝接触几次后，很多人都会改变当初的决定。

母亲虽然因人而异，但一般认为，仅仅怀过孕的的女性并不是完全意义上的母亲。只有听过孩子的第一声啼哭、抱过孩子、经过一段时间的育儿生活，才能真正拥有父母的心。关于这一点，凡是近距离看过成百上千人的怀孕、分娩、产后的周产期工作者，都十分了解。

胎儿和父母正处于构建关系的时期。在调查中，"分娩时，我想接受障碍儿"，"如果在出生后知道，我就能接受"等话语最让我印象深刻。我想，大多数人在母子关系尚处于幼苗状态并应小心呵护的时期，对检查染色体异常的技术都多少有些反感吧！

●● 不接受出生前诊断的高龄孕妇没有责任？

有的人将出生前检查视为"繁琐的检查"。几乎所有人都会在怀孕期间担心"要是生个障碍儿，该如何是好"，都希望自己能拥有克服内心不安、接受孩子的一切的强大心理。在这时，有人就会从侧面提醒你："你能抚养障碍儿吗？不能抚养吧？如果不能，就应做这项检查。"

在我采访的高龄孕妇中，以不做检查的居多。当我问她们"是否已做好不论什么孩子都会好好抚养的准备"时，几乎所有人都回答说："没有这种精神准备。"接着我问："那为什么不做检查呢？"有位女性想了想后告诉我："可能是我想逃避吧！"

"如果结果是阳性，我就得决定是否生这个孩子。这对我来说，压力太大了。"

还有一位孕妇，45岁才怀孕，非常重视这个来之不易的孩子。由于一直忙着工作，过了检查期限才意识到没做检查。既然已经过了期限，她就做了一个"无论发生什么都生下"的决定。如此一来，心情反而变得轻松不少。

在我看来，在努力培养孕妇和胎儿的亲子关系的阶段，"不考虑"出生前诊断也未尝不可。既然是自己用不上的技术，为何不以超然的态度对待呢？

但是，在卵子老化问题成为世人热议话题之时分娩的M，却和我倾诉说："现在不考虑异常问题的高龄孕妇过于乐观了。"以41岁的高龄分娩的M，没做过检查，但生了一个健康宝宝。在她怀孕期间，很多人都问她："不做检查没问题吗？"被问的次数一多，她就意识到他们其实是想说"你不能生一个障碍儿"。

在她分娩后，又有很多人对她说："虽然没做检查，但宝宝很健康。"听到这话时，M心想："要是我生了一个患有染色体异常的孩子，你们又会怎么说呢！你们会说，要是做检查就好了，怎么

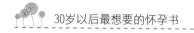

没做呢？"

"我并没有做好接受障碍儿的准备。之所以没做检查，是因为怀孕后我很高兴，就想安安心心地等到分娩。"

这是M的第二次分娩。她告诉我，这次怀孕距上次分娩已时隔9年，全家都万分期待二宝的降临。

"我当时的想法是，如果能怀上，就想再要一个。因为并不能百分百保证生出的孩子没有染色体异常等问题，所以我对怀孕本身充满恐惧。我害怕的是，被亲戚以及社会责备。怕他们会对我说'有能判断染色体异常的检查却不做，年龄这么大却没有责任感。如果真出什么意外，难道你想让孩子依靠社会福利生活吗'。"

听完M的这一席话，我突然意识到，当今社会已完全把"胎教"抛至九霄云外。日本在过去很长的一段时间里，一直强调"孕妇保持平稳的心态有利于胎儿健康"。女性在怀孕后会让支配感性行动的右脑处于优势地位，并主动寻求可以自然放松的时间。这大概是女性荣升为母亲后的生理变化吧！但是，现代只有年轻人才会被嘱咐"胎教很重要"，因为高龄孕妇的大脑已被孩子是否有缺陷、是否需要做人工流产等烦心的事占满。

● 用自己的意志决定，而非迫于社会以及祖父母的压力

在临床遗传学方面颇有研究的有森直子（圣路加看护大学教授），是圣路加国际医院遗传诊疗部的负责出生前诊断咨询的助产师。她说，犹豫是否做检查的孕妇们，大多数都会呈现出严峻灰暗的表情。她们给人的印象是"忘了自己是孕妇的身份"。

"怀孕中期，是肚子开始显怀、母爱开始涌现的关键时期。这时满脑全是'是否做检查'的人，由于认为可能会与这个孩子分离，也就中断了与腹中胎儿的对话。作为助产师，很担心这种情况。想着要是新检查能尽早投入应用就好了，但新检查也存在问题。刚以为终于不用为流产担心了，结果又陷入了是否做检查的烦恼中。

接受不孕治疗的人以及反复经历流产的人，已不允许自己为怀孕高兴。这类人如果决定做检查，那也就意味着她们要经历一段漫长的'假怀孕'。"

有森助产师经常对她们说："千万不要被检查夺走了孕期中应享受的快乐和幸福。"

此外，有森助产师还强调了一点，即"是否做检查应由自己的意志决定"。她认为，这类检查不同于血压和贫血等重要检查，是否做可以由自己决定，因为不论最后结果如何，你自己才是你的精神支柱。

"现在，关于是否做检查，孕妇受到了来自社会和家人的强大压力，不论是祖父母还是父母都认为，如果生下障碍儿就是一种不负责的表现。也有人认为，生下障碍儿后再放弃是不道德的行为，因此有必要做这项检查。

尽管如此，我们还是想尊重孕妇的意见。因为每项检查都有相应的风险，比如羊水检查有可能导致流产。如果是自己的选择，那么无论结果如何都会心甘情愿地接受。而如果是他人的强烈要求，很可能将无法忍受这种痛苦。"有森助产师如此说道。

● 什么是遗传咨询

现在，凡是日本大医院都设有像圣路加国际医院诊疗部这样的专门咨询遗传方面疾病的门诊。这类门诊，不论是到该医院妇产科就诊的人，还是来自附近中小医院的患者，都可以前去咨询。

如果是决定做检查的人，预约下检查时间即可回家。不过，大部分人在咨询完毕后都会选择不做检查。在这类门诊，你可以咨询"如果生出携有基因疾病的孩子怎么办"等问题，也可以在检查出阳性后进一步做确认检查。想找专家咨询出生前诊断等问题的时候，如果是普通的问题，找正在就诊的医院的医生就足够。但如果是较难的问题，就去这类门诊吧！

作为遗传咨询师、拥有丰富咨询经验的中迁智子助产师（山梨大学研究生院医学工学综合研究部教授），见过很多为是否做检查而烦恼的夫妇。中迁助产师一般以"让患者倾吐担心和害怕"的方式，让患者清楚地把握自己的想法。在这些人当中，不乏有"在意缺陷"和觉得咨询这方面问题是种罪恶、耻辱的人。这时，中迁助产师就会对他们说："觉得缺陷很恐怖是非常正常的想法。"夫妇听到这话后，往往会卸下外在的铠甲，说出自己的真实想法。

● 胎儿检查的未来

如前文所述，在是否接受胎儿DNA检查的调查中，选择"接受"的高龄孕妇的人数比例大致与年轻人相同。而在是否接受遗传咨询的调查中，回答"接受"的35岁以上女性约有40%，比20多岁女性多10%。

在这些寻求咨询的人中，很多人虽然不想做检查，但都想咨询下"如果生出患有染色体异常的孩子怎么办"等问题。按理说，对于有可能生出障碍儿的高龄孕妇来说，消除不安的方法只有检查和人工流产两种。但不少人却在了解"父母应为障碍儿做些什么、应以什么心态对待"后，变得安心不少。

消除不安的方法因人而异。

20年前，我曾采访过琦玉县熊谷市·鲛岛Bonding医院的院长鲛岛浩二医生。他对准妈妈们说的一席话让我印象颇深。他说："担心孩子会有缺陷的人，请今晚回去和丈夫一同做个决定：不论生出什么样的孩子，都一起好好培养。这是让你彻底放心的唯一方法。"从那以后，每当有人找我倾诉她的不安，我就把这话告诉她。

据研究基因的专家们说，只要遗传基因学按照这个速度发展，以后就能在怀孕中知道更多的疾病，比如自闭症、小儿癌症等。只要解开遗传基因层面的谜底，就可能将其应用于胎儿检查中。到那时，除了疾病以外，或许还能解开近视、过敏体质以及能力等方面的秘密。如果应验，相信所有年龄段的人都会被卷入"是否做检查"的漩涡中。现在的高龄孕妇不过是在这场巨变风潮中打了头阵而已。

虽然未来不可预估，但我们可以断言，科技越发展，为是否做检查烦恼的人、因检查结果不知所措的人会越多。

● 选择适合高龄孕妇的产科医院

高龄孕妇在选择产科医院时多少有些限制。现在，日本的产科医院按风险分类，将高危分娩者集中在医生较多的医院。关于风险的评估，一般参考厚生劳动省研究小组制作的"怀孕、分娩风险评分表"。但如果参照这个，几乎所有35岁以上的女性都有风险。

风险评分表分怀孕初期用和后期用两类。年龄是评判的重要指标之一，被列在初期用评分表的首页。40多岁的人，仅仅年龄这一项就被划为风险最高的人群，建议应在"可应对高危妊娠的医疗设施"分娩。可以在小规模医院分娩的高龄分娩者，必须满足30多岁、有分娩经验、无其他风险等三个条件。

这个风险评定并不具有强制力。实际上在地方城市，哪家医院属于哪个水平，也只有当地的医生才有些了解，并未进行官方认定。

不过，在该评分表公布后，还是发生了很大的变化。在诊所、诊疗所、个人产科医院等开业医生创办的私人医院中，有的医院开始拒绝接纳高龄孕妇。所以，现在高龄孕妇的主要分娩场所是可应对高危分娩的大型医院。

其中代表是，被自治体指定为"综合周产期母子医疗中心"的医院以及"地方周产期母子医疗中心"。

所谓综合周产期母子医疗中心，即由妇产科和新生儿医疗合并而成的高级医疗设施，每个三级医疗圈（可提供特殊医疗的区域）设有1所。其特点是，拥有可管理孕妇和胎儿的母体·胎儿集中治疗室（MFICU）和小儿科医生24小时待命的新生儿集中治疗室（NICU）。有的医院还配备有周产期专门麻醉医生和可随时进行剖宫产和紧急手术的医生。

不过，由于每个地方城市只有1所周产期中心，很多人都不方便前往，所以实际上很多人都选择在当地的综合医院分娩。

"高龄孕妇的就诊时间长"

拥有众多经验丰富的医生的私人医院，也具备应对高危妊娠

（中等程度）的能力。自从风险评定表公布后，很多私人医院都拒绝接收高龄孕妇，还能继续接待高龄孕妇的私人医院都是技术超群的医院。一些医患关系融洽、医疗技术过硬的私人医院备受非高危分娩人群的喜爱。如果医生没有足够的把握，即使你选择了中小医院，也会推荐你前往周产期中心。

再者，高龄孕妇在选择分娩医院时，也应注意医生和工作人员对待高龄分娩的态度。在产科医生不足、看诊时间不超过3分钟的日本，有的医院并不欢迎需要花费很多时间的孕妇。

有位曾在多个医院和诊所工作的助产师朋友告诉我："年轻孕妇是医生说什么就是什么，而高龄孕妇则大为不同。给她们配药，她们不仅会问'为什么要吃这种药'，还会在网上搜索问题，需要很多时间。"高龄孕妇与认为"被问问题"是种负担的医生，恐怕无法构建信赖关系吧！

有的医生会过度强调高龄分娩的风险。我曾听闻有的高龄孕妇抱怨说："每次体检，医生都和我强调死亡率，我很郁闷。感觉医生不太喜欢高龄分娩的人"。此外，我听说有的医院不考虑高龄分娩的多样性，凡是40多岁的高龄孕妇，都采用剖宫产。

"对高龄孕妇马上进行剖宫产的医院的说法是，因为人手不够，无法及时采取急救措施。剖宫产可以安排在人手充裕的白天进行，但自然分娩就不同了，我们并不知道什么时候会发生突发事件。扪心自问：如果我在人手不足的医院会怎么做。其实，那些医生的心情，并不难理解。"

在医资雄厚的大型医院工作的产科医生曾如此说到。

因此，从某种程度上可以说，高龄孕妇不选择人手不充裕的医院，是为了双方好。希望高龄孕妇都能遇上有责任心、医术强大、沟通热情的医生。

●● 热情饱满的40多岁产妇可以顺产？

在高龄分娩者较多的医院，很多医生都很重视孕妇的提问。他们并不觉得与高龄孕妇沟通是件困难的事。在高龄孕妇中颇有人气的育良医院的理事长浦野晴美医生，就是这样一位医生。她以"理解话语快"著称。无论是不知自己身体年龄的人，还是因过度在网上搜索信息而变得大脑混乱的人，只要说几句话，浦野晴美医生就能抓住重点。

在拥有善于发现高龄分娩的优点并鼓励患者的医务工作者的场

所，高龄孕妇往往能找到自信。这种场所，随着人气的增长，前来分娩的高龄孕妇会越来越多，医务人员也会逐渐积累经验，了解什么方式对高龄孕妇更有效，怎么做可以收获成果。

因此，在高龄孕妇较多的医院，从不会仅仅以"高龄"、"接受过不孕治疗"等原因将孕妇区别对待。助产师们对每个前来做体检的高龄孕妇都会说"因为年龄放弃可不行"，并耐心讲授寒证的预防方法。她们时刻努力让孕妇保持积极向上的心态，从不会在高龄孕妇面前说"高危"等词。

1年365天、从早到晚为高龄分娩展开工作的日本红十字会医疗中心的助产师们，对高龄分娩的印象也不差。

当我问分娩室的老助产师水谷芳江"对40多岁分娩的人有何印象"时，她的回答是"大多数女性都热情饱满，不把高龄初产当回事"。据她说，40多岁的工作女性，虽然工作繁忙，但依然富有激情。而且她们意志坚强，普通小事都不会让她们心情低落。

"夫妻关系和睦、热情饱满的40多岁女性，一般都会很快分娩。可能是因为来这分娩的20多岁女性较少，所以我们的感受也有所不同。但我从不认为40多岁人的分娩十分困难。"水谷芳江助产师如此说到。

在高龄分娩不断增多的现在，我们都希望水谷芳江助产师所描述的现象是普遍现象。但遗憾的是，只有少部分医院的妇产科才具备雄厚的医资力量。以眼下的日本现状来看，高龄孕妇还是应选择一家实力雄厚的医院。

● 没有自信是难产的原因之一

助产师们对高龄分娩的总体感觉是"慢慢分娩的比较多"。不过，据说瞬间分娩的人也不在少数。湘南镰仓综合医院的妇产科主任长谷川充子助产师告诉我，凡是害怕分娩的高龄孕妇前来就诊，她都会发出警告：没有自信会让你难产。

曾与"Baby Come"共同做过一项关于"是否认为自己的分娩属于难产"的调查，调查对象是经阴道分娩的695名女性。让人意外的是，回答"难产"的人，从20多岁到40多岁，不论哪个年龄段都占10%。关于难产与年龄的关系，有的报告说与年龄有关，也有的说无关，说法不一。

出现阵痛时，同伴和助产师的按摩以及入浴、足浴、淋浴、温湿布等热水放松法可以有效缓解疼痛。一些兴趣广泛、人生经验丰富的高龄孕妇，在阵痛时会用各种方法转移注意力。

阵痛与登山类似

38岁分娩的H喜欢登山。阵痛时，她就回忆登上高峰时的感觉。据她说，那是一种"与自然合为一体、反复做圆周运动的奇妙感觉"。

"阵痛很像登山。"

如此思考的H，一边在大脑中想象圆周运动，一边专心致志地深呼吸，最后很顺利地度过了阵痛期。

40岁分娩的I，因长期坐办公室，患上了严重的肩周炎。为此，她尝试过各种缓解疼痛的方法。据说在这些形形色色的方法中，气功呼吸法最为有效。一边反复深呼吸，一边以吐气的方式抽出从头部到脚尖的所有力气。由于她每天在就寝前都会做上几遍，所以在阵痛时也能沉着的反复练习。

K一直与同事练习马拉松。马拉松在她46岁分娩时帮了大忙。K从20多岁开始一直坚持跑步，参加过东京马拉松、檀香山马拉松等各种各样的比赛。据说在这期间，她感受到了由身体年龄带来的变

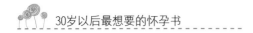

化，并根据该变化改变了跑步方式。

"从前都是尽量缩短时间。但现在体力已不如从前，所以仅仅以跑完全程为目标。我认为这和阵痛是同一道理。朝着目标，慢慢地跑。我一直坚持可有效放松身体的浅呼吸，最后度过了阵痛期。"

我曾翻译过美国分娩研究学家（分娩教育专家）写的一本名为《想象训练》的书。以此为契机，我在我分娩的产科医院开办了一个阵痛放松练习的讲习班。从众多学员的反馈来看，将注意力集中在宝宝、大自然风景等可让自己充满能量的事物上，并保持有节奏的呼吸，确实可以有效缓解疼痛感。

不过，在分娩的过程中，可能会出现意外之事。比如，原本打算自然分娩的人，当听到医生说必须剖宫产时，心情就会变得特别沮丧，有的甚至无法接受这个现实。这种由剖宫产引发的心理变化可能会影响到育儿生活。

●● 即使不是理想的分娩方式，也不要自责

将自然分娩作为理想的分娩方式，源自1950年代欧美掀起的自然分娩运动。在半世纪后的今天，我们依然能清楚地看到该运动留

下的影响。在美国的分娩畅销书《孕期完全指导》（原题*What to Expect When You're Expecting*）中有这样的一段话：

"不要被理想的分娩方式束缚住……随着分娩教育的开展，体验阵痛的价值被逐渐抬高。这种大变化，可以说，无异于过去20年医学实现的大进步。但是，创造完美的分娩神话只会给不能实现自然分娩的夫妇带来重压。每对想要自然分娩的夫妇仿佛就像参加毕业考试一样，紧张地做着各种准备。实际上，阵痛和分娩不是一次决定母亲合格（运用呼吸法、经阴道分娩、不使用药物）与不合格（不运用呼吸法、剖宫产、使用止痛药）的考试。"

我发现，随着分娩方式的增多，越来越多的人会长期纠结于"自己不是自然分娩"。由于少子化现象的出现，年轻女性接触分娩的机会越来越少，考试、就业、工作业绩等在女性的人生中占了很大的比重。在考试、工作中她们追求的是，设定更高的目标，并朝着这个目标努力，以决不放弃的精神将不可能变为可能。而这样持续追求的结果是，长期在职场上打拼的女性也为分娩设定了高目标，如果实现不了，就可能会产生挫败感。

由于什么状态开始用药、是否决定剖宫产，每个医院都有细微的差别，所以想要自然分娩的人应在产科医院的选择上多花些心思。不过，即使是在重视自然分娩的医院，也有很多剖宫产分娩的例子。选择一家你认同的医院，或许更能接受他们的手术开展方式。

● 高龄分娩者以努力者居多

拥有水中分娩游泳池的东京都目黑区的育良医院，是一家以"在安全环境下自然分娩"为宗旨的私人医院。在这里，即使前一胎是逆生儿或剖宫产宝宝，也有可能实现自然分娩。很多想要自然分娩的高龄孕妇都慕名前来，但并非人人都能如愿。

"高龄孕妇在分娩时都很努力。她们不像年轻人，几乎没有人主动提出放弃自然分娩。看到为实现自然分娩用尽全力的她们，我有时会产生感情移入的瞬间。但为了避免出现判断失误，我会一边保持冷静，一边向她们传达有根据的判断。这时，产妇往往会理解我的判断。每当看到做完剖宫产手术的人在手术台上冲宝宝笑的样子，我都会十分开心。"育良医院理事长浦野晴美医生如此说道。

如果在产后因发现不是自然分娩而出现消极的情绪，请一定找人倾诉一下。如同在怀孕、分娩期间出现问题时无需自责一样，在心怀遗憾时，也无需责备自己。附带一句，据说有些医院的助产师会在产后和产妇一起回顾分娩的点点滴滴，这项服务备受产妇的好评。

助产院的产后护理

助产院，对高龄分娩的人来说，是什么样的场所？

所谓助产院，即根据医疗法让助理医师、产科医院、本人三者之间互相协商并根据具体情况来诊断的场所。日本的助产院，由于没有24小时常驻医生且难以进行应急处理的医疗行为，所以它的患者接收标准非常严格，且全国统一执行。按照其标准，35岁以上人群正好符合"应一边与医生商谈一边共同管理"的要求。但也有的助产院不接收35岁以上孕妇。在就诊前，建议事先查询一下。

除了分娩以外，助产院还提供多种业务，比如母乳护理等产后服务。高龄分娩者可利用这些服务项目。

有的助产院还提供"坐月子"服务。这是一种护理产后母乳和母体的特殊服务。剖宫产的人可以考虑在助产院坐月子。此外，在育儿过程中感到身心疲惫的人，也可以到产科医院接受护理。

有的医院和诊所也设有与助产院类似的"助产师门诊"。助产师门诊最多可预约30分钟，因此可以和助产师慢慢聊。高龄孕妇在分娩时虽然会经历前所未有的辛苦，但只要利用好各种现有资源，与医生构建好关系，就一定可以度过困境。有很多高龄孕妇可能因为自己是"高危人群"，所以把所有注意力都放在了医生和设备上，但实际上正因为是高危，才更需要接受护理服务。

【总结】

·高龄孕妇与其将注意力放在高龄分娩的整体风险上，不如正确把握个人面临的风险。

·健康女性的怀孕风险远远低于迄今为止报道的数据。

·处于高龄分娩年龄的人，离生活习惯病已不远。

·染色体异常、流产等与卵子老化有关的风险，不论是健康人还是经产妇，都会随着年龄的增长而增加。

·接受羊水检查的高龄孕妇大约占高龄分娩全体的5%~30%。

·是否做出生前检查，应听从自己的意志，而非迫于周围人的压力。

·既有适合高龄分娩的医院，也有不适合高龄分娩的医院。

·高龄分娩者，剖宫产的人很多，顺产的人也不少。

·低风险的经产妇人群的剖宫产率，不会随着年龄的增加而增长。

·不要被理想的分娩方式束缚住，应成为富有韧性的人。

生下唐氏儿的实例

匿名（42岁分娩 儿童服装制版师）

41岁再婚

42岁分娩（自然受孕）

●● 结束一段没有生育的婚姻

第二次结婚后，我才初为人母。第一段婚姻，我和前夫28岁同居，30岁办理入户手续。因为他患有严重的酒精依赖症和抑郁症，且一直处于无收入状态，所以一直没有考虑孩子的事。当时的我作为纤维商社的生产管理者，没日没夜地工作，也不是很想要孩子。

35岁时，领导让我负责儿童服装方面的工作。从这个时候起，我想生孩子的欲望越来越强烈。当前夫和我说"再婚，生个孩子吧"，我决定离婚。6个月（日本民法规定离婚6个月内禁止再婚）刚过，我就打电话给婚姻介绍所。

● 在婚姻介绍所注册1个月后闪婚

我注册的婚姻介绍所在全国拥有很多连锁店，比较权威。我把照片传到网上后，便有很多男士要求和我约会。在这些人当中，我选了一位印象最好的男士。在注册1个月后，我便与第二个见面的人一拍即合。

因为我在婚姻介绍所注册的目的很明确，所以就想早点下决断。我的目的有两个，想有一个一起吃饭的人，如果运气好的话想生个宝宝。因此，我毫不犹豫地选择了最快的方法：注册婚姻介绍所。41岁结婚的我，半年后便自然受孕了。

● 发现宝宝的心脏有缺损

某次例行体检，医生和我说："40多岁的人，染色体异常的概率很高，是否做羊水检查，建议和你丈夫商量下。"起初我不明白是什么意思，等逐渐明白后，我把医生的话告诉了丈夫。最终的决定是"顺其自然"。

2～3个月后的体检中，我被告知孩子"心脏可能有问题"。于是，我转至大学附属医院就诊，挂了一个"高危孕妇门诊"的号。

最终的诊断是"心内膜垫缺损"。这是一种常见于唐氏儿的并发症。我想当时医生可能已知道这是个唐氏儿，但他只告诉我们："孩子长到能承受大手术的时候，应马上做手术。"

● 被告知是唐氏儿

可能是因为进行过骨盆调整吧，分娩很顺利，自然顺产。但宝宝很快就被送入了NICU。数日后，医生让我叫来丈夫，告诉我们"宝宝有可能患有唐氏综合征"。当天，我们两人不吃不喝地发了一天呆。大脑一片空白，根本无法思考。

不过，我想起了我小学时读过的一本名为《我们的托比亚》的绘本。这是一本描述唐氏儿托比亚生活的绘本，传达出了其家人对他的浓浓的爱。这本书给我了强大的力量。有一段时间，我因不知怎么和家人说而身陷烦恼的泥潭，但等我向他们坦白后，得到了他们的精神支持。

在做心脏手术之前的那4个月，真是让人捏了一把汗。手术顺利结束后，我们只需每2～3个月去一趟医院。因为有婴儿医疗证，所以只需花费交通费。

唐氏儿的肌肉很柔软，其运动神经的发育时间大致需要普通小孩的2倍。但只要稍稍引导一下，过些时日，她会的东西就会增多。对女儿运动神经发育最有利的是猫。每当看到猫跳到沙发上，她就会抓住沙发站起来。想追着猫跑、想抓住猫、想抱住猫的欲望，使她的运动神经获得了很好的锻炼。

在唐氏儿的父母俱乐部，我听到了很多说法，比如"上学后就麻烦啦"等。但担心未来只会徒增烦恼，我现在最关心的事是，如何帮助她学会更多的东西，如何好好守护她。

下次也不想做羊水检查

除心脏危险期以外，几乎所有唐氏儿的母亲都可以正常工作。在唐氏儿的父母俱乐部，我就见过很多工作的母亲。在NICU和疗育中心，我也见过很多患有更严重疾病的孩子及其母亲。最初看到时，我十分惊讶。她们的强大和乐观，深深的鼓舞了我。

此外，我也遇到过很多因生了障碍儿而无法走出阴影的人。我经常带我女儿去儿童馆，但有的母亲却认为"儿童馆只有健康儿才能去"。等她们做好心理准备了，或许就可以恢复正常生活，但需要一定的时间。

如果可能，我想再生个宝宝。其实，在女儿出生后，我经历过一次流产。但因为最近想以女儿为中心，所以没有接受不孕治疗。如果能自然受孕，我就能当两个孩子的妈妈。

即使下次怀孕，我也不想做羊水检查。如果是自然受孕的宝宝，我想让其凭借自己的力量发育、成长。这并不是说"我想原封不动地接受自然的赐予"。如果真是这样，我就不会让女儿做心脏手术。生存于医学发达时代的我们，说想"自然生存"未免有些"狂妄"。其实，我只是想按我的方式保持身心的平衡。

第4章

高龄母亲
的育儿

高龄初产母亲容易患上产后抑郁症

有人说，分娩后最初的那几日"仿佛如同梦中"。对于好不容易圆了孩子梦的高龄母亲来说，将宝宝搂入怀中的日日夜夜，应该是此生最难忘的记忆吧！

不过，产后恢复能力会随着年龄的增长不断降低，因此切忌过分拼命。

特别是那些接受不孕治疗等费尽千辛万苦才如愿的母亲，这个时期已能感觉到身心疲惫。据说在东京市内某家医院，有的人因分娩后陷入"燃烧殆尽"的状态，将宝宝托付给医院后，独自一人出院。或许有人会问"产后难道还存在高龄分娩的风险吗"，实际上这已成为被人们忽视的死角。我曾听多位轻松怀孕并成功顺产的40多岁母亲说"产后更艰辛"，而这正是高龄分娩者面临的问题（图4-1）。

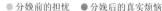

让高龄分娩者苦恼的问题（多项选择）

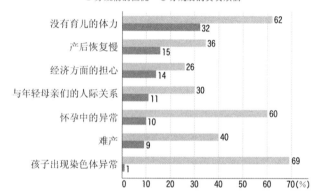

图4-1 以183名高龄分娩者为对象的网络调查
（河合兰与"Baby Come"网共同调查 2010年）

千叶大学研究生院看护学研究科的森惠美教授（助产师）是国家扶持研究项目"日本高龄初产妇育儿支援方针的开发"的负责人。她曾在国际上发表一份《高龄初产母亲比以平均年龄分娩的人更容易患上产后抑郁症》的报告。关于这一点，森教授指出："产后抑郁症与疲劳密切相关。"

"高龄初产的人，几乎把所有时间都献给了宝宝，具有非一般的献身精神。其实，她们在经历怀孕和分娩之后已身心疲惫。而且以前一直生活在成人世界的她们，与状况不断的小生命生活在一起是件累人的事。但她们为了不辜周围人的期待，在照顾孩子上往往会过于拼命。有很多人甚至想要'全母乳喂养'，她们的拼命程度可见一斑。"

据森教授说，大部分高龄初产者都具有缺乏育儿经验的倾向。其原因是兄弟姐妹较少。

"在孩子成群的家庭中成长起来的人，不论她是否是工作狂，都能轻松育儿。而兄弟姐妹较少的高龄初产妇，在通常情况下，都无法忍受宝宝的持续啼哭声。但她们为了塑造'好妈妈'形象，从不会发牢骚，也不会释放压力。"

为此，森教授建议高龄初产母亲做一个"足够好的母亲（good enough mother）"。"不要过分追求完美，抛弃要做好一切的想法。成为'足够好的母亲'比完美母亲更能享受到育儿的乐趣。"

对于众多高龄初产母亲来说，产后最让人头疼的是宝宝不分昼夜的啼哭声。这时，可以与宝宝统一作息，不论外面是白天还是黑夜，只要宝宝睡下，妈妈就躺下。当身体习惯这种利用零碎时间睡

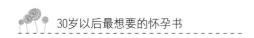

觉的睡眠方式，且宝宝的夜间睡眠不断变长后，育儿便会变得轻松很多。

●● 育儿无法依靠老家的父母

对于高龄分娩者来说，心理较成熟的丈夫可协助妻子照顾宝宝是一大优点。但一般情况下，丈夫与妻子一样，年龄都已不小，可能没有足够的体力照顾宝宝。

由于老家的父母也日渐衰老，所以"回娘家分娩"（日本的传统分娩方式）的人数正呈锐减趋势。据Benesse新一代培育研究所的"怀孕分娩育儿基本调查"显示，回答"父母是育儿的得力助手"的25岁前分娩的人约有7成，而35岁之后分娩的人只有4成，减少了近一半。

此外，孩子奶奶这一代人也改变了生活方式，最近工作型奶奶不断增多。可以说，现在已步入只能依靠自身力量克服产后困境的艰难时代。

因此，许多高龄分娩的人，开始把目光放在外界的服务上。据东京都涉谷区保姆派遣公司家庭援助社长中馆慈子说，既能做家务又能照顾孩子的保姆现在备受40多岁产后母亲的青睐。中馆社长也曾因为工作很忙，无暇照顾外孙，为女儿雇用了一位保姆。

在拥有厚生养老金福利的企业工作的人，不仅孩子未来财团的"产前产后休假育儿支援事业"和"保姆育儿支援事业"会发放补助金，一部分自治体也会提供补助金。雇用保姆的费用，据全国保育服务协会的网页显示，1小时约为1500日元（译注：约合人民币87元）。

产后的激素平衡与母乳喂养

怀孕期间，胎盘会释放出大量的"雌激素"。而当胎盘随宝宝一起出来后，一种催生母乳的"催乳激素"便会开始发挥作用。据说，产后数周内一直存在的产后抑郁症，会对激素的变化产生较大的影响。

雌激素与头发的发育也有关系。因此，孕期掉头发数量不多的人，会在产后大量掉头发。为宝宝忙前忙后高龄分娩者，如果发现这种现象，可能还会以为这是衰老的征兆。但其实年轻人也经常出现这种现象，只要过段时间，头发自然会长出来。

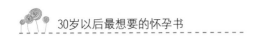

　　高龄分娩者往往会把谁都会出现的产后症状视为"衰老的征兆"，因为更年期也具有雌激素不再分泌的特点，但这种类似于更年期的状态会逐渐演变为恢复排卵的状态。长期喂奶的母亲，如果出现母乳分泌量减少的情况，很可能是身体重新恢复了月经。不过，需要注意的是，如果想要怀二胎，医生一般会建议断乳。

　　如果暂不考虑二胎问题，母乳可以喂养到孩子自然断奶为止。实际上，在进入更年期之前经历一段低雌激素期，对以后更有利。据大分县立看护科学大学助产学研究室教授梅野贵惠的研究显示，长期喂奶可以让身体提前体验低雌激素的状态，从而使更年期不易出现焦躁等情绪。

　　女性在经历怀孕、分娩、喂奶后，就可减少子宫内膜异位症等妇科疾病的烦恼。由于女性的寿命较长，因此即使是高龄初产的人，也能享受到这种效果。据说喂奶还可预防乳腺癌和骨质疏松症等。

　　由于母乳易消化，可将母体的免疫物质传给宝宝，所以绝大多数母乳喂养的孩子都没有消化方面的烦恼和感染症状。此外，母乳还是防灾期间的救命稻草。即使水电煤气在灾难中都停止供应，只要有母乳便可安心。

不过，母乳的分泌与年龄有些关系。在几乎所有人都用母乳喂养的日本红十字会医疗中心（经WHO和UNICEF认定的"善待宝宝的医院"），40多岁初产妇需要添加奶粉的约占20%。但是，该医院的笠井医生说"不一定非得全母乳喂养"。笠井医生本人在40岁分娩后，也没有进行全母乳喂养。

即使在喂母乳时需辅以奶粉，只要在出院后也前往母乳门诊就诊，奶粉的量就会逐渐减少。就像怀孕前需要花费年轻人的2倍时间一样，高龄女性在这时也应慢慢来。即使一直需要添加奶粉，也并非意味着母乳会越来越少。

即使过了产后恢复期，育儿依然很艰辛。

不过，高龄分娩的人更能感受到育儿的快乐。可以和孩子一起享受儿童时代的乐趣，是育儿的一大乐趣。比如和孩子一起抓独角仙，一边在公园荡着秋千一边看夕阳等。这些对于高龄分娩的夫妇来说，都是十分遥远的记忆。因此，与儿童时代的感觉再次相会的感动，以及与孩子共同拥有一段记忆的喜悦，会显得格外强烈。

高龄分娩的母亲，在迄今为止的人生岁月中，已实现了"想拥有一份充实的工作"，"想在广阔的世界中拥有各种体验"等诸多愿望。因此，与年轻母亲们相比，她们更不易在育儿过程中出现焦

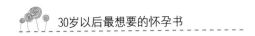

躁的情绪。从这个角度看，我认为年长的女性比年轻人更适合做育儿这份工作。

● 追求完美的高龄分娩母亲

对孩子的过分保护和过分干涉，是高龄分娩母亲在育儿过程中的一大缺点。

曾执着于工作、产后依旧对工作充满热情的高龄母亲，往往不会只围着孩子转。但经常为高龄分娩家庭派送保姆的中馆社长却告诉我："生活条件越好的高龄分娩家庭，对孩子越是重视和娇惯。这对孩子来说未必是好事。"

"年轻母亲会认为自己还能生孩子，而高龄母亲就不同了。她们觉得这个孩子是上天的赐予，与他（她）相遇是个奇迹。于是乎，给孩子吃有机食品，穿有机棉等，总是想方设法给孩子提供最好的东西。

而这种追求完美的心情，也体现在对孩子的多度期待上。在职场上充满自信的母亲，往往也会要求孩子拥有与自己相同的能力和成就。为了实现这一点，会让孩子参加各种补习班，把孩子一周的行程都安排得满满的。"

有的家庭会要求孩子在规定的时间内完成早期教育的内容。虽然保姆向孩子母亲反复传达 "在短时间内做完这么多作业是不可能的事"，"孩子已厌烦学习，想要自由地玩耍" 等想法，但都不奏效。

"追求完美是高龄分娩母亲的特点。不论是工作、家务，还是育儿，都力求完美。这样会给自己施加很大的压力。而结果是，孩子做什么都由母亲决定，孩子的自主性和创造力都无法得到培养。如果孩子是家里的独生子，情况会更糟。父母会把所有的期待和梦想都强压到孩子那稚嫩的肩上。"

如果过分重视孩子，父母的爱就会在不知不觉间变为父母的自私，让孩子做这做那都是为了满足自己的欲望。如果父母干涉孩子前途、朋友、结婚对象，孩子的人生也会偏离正常轨道。

据中馆社长说，过分追求完美的母亲，特别是那些辞掉工作专心育儿的母亲，明显具有这种倾向。

"这类人曾长时间过着上下班的两点式生活，与邻居的交流几乎为零。因此，开始育儿生活后的她们也难以与周围的母亲建立联系。如此一来，她们会变得狭隘、封闭。"

被误认为是孩子的奶奶

第一生命经济研究所人生设计研究总部的主席研究员松田茂树，是一位专门研究"育儿人际网"的专家。他曾指出，高龄分娩者容易被人孤立。

"在日本的母亲社会，什么样的人容易被孤立？简单地说，'未达到平均状态的人'容易被孤立。从年龄上看，在平均分娩年龄，即30岁左右分娩的母亲最不容易被孤立。而在25岁前分娩的年轻母亲以及高龄分娩的人，很可能无法融入育儿圈。"

东京的23个区以高龄分娩者居多，因而经常能听到高龄妈妈以又惊又喜的声音说："分娩前还为如何与年轻母亲相处而担心，结果分娩后发现，不论是公园，还是儿童馆，都没有年轻母亲的身影。"

不过，在东京市区以外，日本还有很多视高龄分娩为非普通现象的地方。按都道府县的地域类别看平均分娩年龄，年龄最高的东京23区与年龄最低的都道府县有3岁之差。

因为调换工作关系在山阴地方（译注：日本地理的地理区划之

一，位于本州西部面向日本海一侧的地区）分娩的K，才36岁却常常被误认为是孩子的奶奶。有一次参加婴儿体检，她还被斥责说："妈妈都不来，来做什么？"那个城市，几乎全是年轻的全职主妇。当她回到东京后，就再也没有听到谁称她为奶奶。

家庭收入高于或低于平均水平，也容易被孤立。家庭年收入在600万日元（译注：约合人民币35万元）左右，最容易交到朋友。而如果家庭年收入在400万日元（译注：约合人民币23万）以下或1000万日元（译注：约合人民币58万）以上，被孤立的风险就会很高。

● 未达到平均值的父母容易被孤立

"'物以类聚，人以群分'，正如谚语所说，在日本，只要你未达到平均值就容易被孤立。我希望这种现象能得到改善，但这就是现实。刚开始研究时，我以为是性格的问题，但实际上并非外向的人育儿人际网就广。"松田研究员如此说到。

他还指出，在育儿过程中，父母和孩子一起接触形形色色的人至关重要。

"所谓育儿人际网，即与包括家人、亲人、育儿伙伴等在内的所有人联系的人际网络。不擅长打交道的母亲，育儿过程中的不安情绪也会更强一些。孩子在与各种人的接触过程中，也能学到很多东西。上小学前的孩子，如果父母的育儿人际网较窄，就难以提升阐述自我想法的自我主张力、遵守社会规则的能力以及体谅他人的能力。"

虽说如此，但现在越来越多的人减少了亲戚走动次数、邻里打交道次数。为此，松田研究员发出警告说："育儿人际网不会自然形成。如果不有意识地去打造人际网，母女（母子）的孤立状态就会一直持续。"

松田研究员建议所有高龄分娩的父母多去父母、孩子集中的场所。"尽量去一些人比较多的地方。因为人多的地方，未达到平均值的人也会多一些。如此一来，就能找到情况比较相似的伙伴。而如果只去家附近的小公园，往往会为搞好人际关系而陷入疲惫不堪之境。"松田研究员如此说到。

比起全是漫无目玩耍的游人的公园，俱乐部、托儿所、儿童馆等以某种目的聚集在一起的场所，更容易建立人与人之间的联系。如果产科医院设有宝宝按摩教室、宝宝瑜伽教室，也不妨去体验一番，或许能助上一臂之力。

有时候也有必要和年龄差距较大的母亲接触一下。有很多工作女性，因为经常与公司的晚辈接触，在不知不觉间也就学会了与年轻人的相处之道。在出版社工作的I说："在工作中，也会遇到比自己年龄小的上司。这时如果介意年龄就无法完成工作。现在我以相同的心情与托儿所的年轻母亲们相处。"

分别于40岁、43岁分娩的S是一位保育员，她认为武断地与人划清界限是一种不可取的行为。

"年轻母亲与40多岁的我，在育儿的很多方面都有相同的感受。其实，有孩子的人都有相同的烦恼，都在做相同的事情。哪家的小儿科最好，哪里的孩子物品最便宜等，都是很好的话题，而且没有年龄限制。"

● 职业女性容易陷入的误区

或许大家对高龄分娩者都有"工作狂"的印象。但实际上，她们中的很多人都以分娩为契机选择了退职。选择退职并非因为公司缺乏人性关怀，而是因为她们想把人生重心从工作转移至家庭。40岁左右这个时期，从工作中获取成就感的人有很多，但相反地，这

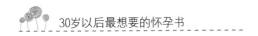

也是一段工作热情容易削弱的时期。

从现实的角度看，孩子一出生就会涉及教育费用。在被喜悦包围的怀孕期间，或许不会考虑这个问题。但等到育儿时，你就会感受到工作时代的积蓄不断减少的不安。

经常举办女性理财讲座的理财规划师氏家祥美说："工作时间较长的女性，已养成花钱的习惯。因此，她们总想着给孩子买高品质的东西，想让孩子上私立学校，最终会在育儿上过度消费。此外，在购置家庭大物件时也容易选择高价物品。如此一来，就会陷入每月为住房贷款、学费等固定开支苦恼的生活状态。而这正是职业女性容易陷入的误区。"

● 放弃晚年梦想的丈夫们

对于没有"要孩子"本能欲望的男性来说，高龄分娩未必是他们期待的人生第二幕。当妻子突然说出"想要个孩子"并不断深入了解不孕治疗和高龄分娩等细节时，有的丈夫甚至会深感不安，心想："这以后该花多少钱啊！"

我曾与一名想在《日刊现代》发表高龄分娩方面文章的记者会

面，并为他提供我的看法，最后他发表的文章标题是《随着高龄分娩的增多，男人们倍感辛苦》。据说这名记者之所以写这个标题是因为从他朋友那儿得到了灵感，他朋友曾咨询他："43岁的妻子说想要孩子，我该怎么办？"

有位男士在46岁的妻子生完第二胎后，无比感慨地说："现在的女性可以通过高龄分娩迎来人生的第二春，而男人却要为此放弃老年梦想。"

"都说退休后的男人是大件垃圾，但其实也有人想在多年辛勤工作之后实现自己的梦想。或许和'想创造新生命'的女性愿望相比，男人的梦想没有多大意义，但它却是我多年工作的动力。"

说这话的人是一名公务员，他家世代传授武道。而他的梦想就是，退休后在老家创办一个武道馆，但现在这份资金很可能会成为孩子的教育资金。他说，真羡慕上一辈人，他们可以在退休后随心所欲地生活。

"还是团块世代的人好啊！他们早早就结婚了。他们退休的时候，孩子也成家立业了。而且还可以领到养老金。到了我这一代，未来怎么样就不得而知了。"

非高龄分娩的夫妇，从交完孩子的教育费到退休还有一段时间。他们可以在这段时间积攒退休后的资金。而高龄分娩的夫妇却无法做到这一点。除拥有丰厚积蓄的夫妇以外，绝大多数高龄分娩的夫妇都要牺牲未来的生活规划。

理财规划师氏家认为，让女性接着工作是一个比较好的方法，尤其是高龄分娩者。

"女性在重返职场初期，工作热情往往会急剧下降。孩子的托儿所费以及花在着装上的费用，或许正好与收入相抵。再加上孩子经常头疼脑热，每次请假都得满怀歉意。这时，大家或许就会想'我为什么要工作啊'。但是，请想象一下3年后的情景。3年后，托儿所费用大幅度减少，孩子不怎么生病。如果从那时一直工作到退休，未来资金等方面的担忧就会完全消除。"

氏家认为，不论孩子处于什么状态都坚持工作的女性十分伟大。她也正是用这句话鼓励了很多妈妈重返职场。

想再生一个宝宝

几乎所有高龄分娩者选择晚育都有迫不得已的原因。对她们来说，最遗憾的莫过于"只有一个孩子"。很多在独身时代讨厌孩子的人，在看到自己的可爱孩子后都会感叹："以前不知道孩子如此可爱。要是早点生就能再生几个了。"

有很多高龄分娩者在考虑身后事时，都会担心将来孤苦伶仃的孩子。在日本，生育3～4子的女性数从呈现减少趋势之初到现在，已经历了整整两代人。因此，很多父母本人也没有多少兄弟姐妹。现在50～60岁以上的人，因为还有很多父母的兄弟姐妹，比如叔叔、姨妈等，所以一直处在众多亲戚的包围中。而40岁以下的人，由于兄弟姐妹较少，所以他们的孩子很可能既没有兄弟姐妹也没有亲戚。

但正如第一章所述，高龄初产女性生一个孩子是正常现象。因为既有想再生却无法怀孕的人，也有无法下定决心的夫妇。

国立社会保障·人口问题研究所为了解国民分娩力，曾举办第14届出生动向基本调查（2010年实施）。据该调查显示，高龄分娩者不生二胎的最大原因是"育儿及教育需花费太多的钱"。其中，35以上女性有7成，40多岁女性有5成如此回答。该统计如实反映了日本父母以金钱决定孩子数量的心态，连40多岁女性也不例外。

不生二胎的第二大原因是"不想在高年龄分娩"。其中，35岁以上女性有3成，40多岁女性有5成如此回答。

还有冻结卵保存在医院的女性，或许都想着"如果有机会的话，就把冻结卵送回子宫，再生个宝宝"。但每天为照顾第一个宝宝精疲力尽的她们，已无暇思考这个问题。而且有的人担心二宝的出生会影响对第一个宝宝的呵护。

但是，"现在还不能考虑二宝"的人，在由分娩和不孕治疗带来的疲劳已消除、习惯了育儿生活后，或许会发现，怀孕、分娩、育儿这个过程，其实是越熟练越能体会到其中的乐趣。

不论是怀孕还是分娩，只要体验一次，身体就会适应。生过两个宝宝以上的人在怀孕的容易程度、分娩的速度、母乳育儿等方面更具优势。

● 养育独生子的艰辛

生养第一个孩子，往往最为辛苦。但当你回忆初产的辛苦时，或许只剩下幸福的记忆。而如果是生第两个宝宝及以上的人，或许更能享受到其中的乐趣。如果你还想再生个宝宝，请认可你迄今为止已完成的怀孕、分娩、育儿的业绩，自信满满地向下次怀孕迈进。

　　让人不可思议的是，有两个宝宝及以上的父母，虽然任务更重了，但精神上却很轻松。独生子与母亲的生活以1对1的形式开展，两者必须经常面对面相处。而有兄弟姐妹的家庭，孩子们会一起玩耍。猿猴学的权威人士河合雅雄是一位灵长类学者，他在《孩子与自然》（岩波新书）一书中曾强调"兄弟姐妹较多的时候，可以采取放养式管理"。

　　我曾听闻某位养育独生子的高龄女性抱怨说："一天24小时都围着这个孩子转，常常累得精疲力尽。就这种状态，根本无法考虑再生个宝宝。"而这正是养育独生子的艰辛之处。孩子都得在玩耍中成长，如果家中只有母亲陪伴，那么孩子只能围着母亲转了。

　　是否能怀上第二个孩子，不尝试永远不知道。如果你有生二宝的想法，建议尽量缩短两次分娩的间隔时间，因为卵子的老化速度远远超出你的想象。

　　或许很多夫妇在经过一番深思熟虑后，会最终决定不再生孩子。这时，建议采取避孕措施。因为即使是不易受孕的夫妇，在1次分娩后都会比以前更容易怀孕。据日本红十字会医疗中心妇产科的笠井医生说，通过体外人工受精生下第一个宝宝的夫妇，有的还能以自然受孕的方式生下第二个宝宝。

据河合雅雄说，以兄弟姐妹之间的玩耍为基本玩耍方式的灵长类，并非所有种类都拥有兄弟姐妹。比如分娩间隔时间较长、每次分娩数量较少的黑猩猩，一般只生一个。换言之，黑猩猩的母亲，实际上就是孩子的玩耍伙伴。

"人类的母亲，为什么不认真地和孩子一起玩耍呢……这是因为（在孩子较多的时代），孩子从不缺玩耍的伙伴和玩耍的场所，父母完全没有必要陪孩子一起玩耍。

但是，现在的情况已不同，孩子们没有玩耍的伙伴和玩耍的场所，而现在的父母有必要学习黑猩猩妈妈，多陪孩子玩耍。"（《孩子与自然》）

鉴于没有玩伴这种情况，父母可以白天带孩子去儿童馆等孩子较多的地方，让孩子和其他孩子一起玩耍。而晚上则由父母陪孩子玩耍。父母只要多为孩子创造玩耍的机会，就能让孩子从他人那得到本应从兄弟姐妹那得到的诸多珍贵东西。

高龄产妇孕育的孩子通常发育良好、身体健康

高龄分娩的孩子，由于备受重视，所以发育都很好。2012年夏

天，一份关于高龄产妇之子的研究报告，曾成为众人的热议话题。

据该报告显示，在以英国9个月婴儿、3岁宝宝、5岁宝宝为对象（总人数约8万人）的调查中，与20多岁母亲孕育的孩子相比，30多岁、40多岁女性生育的孩子不仅受伤住院次数少、预防针注射率高，而且在语言发展和社会情绪发展方面发育更好。该报告发表于英语的权威医学杂志*British Medical Journal*，由伦敦大学的Sutcliffe等小儿保健、心理、发育领域的专家共同撰写。

该报告的研究者指出，高龄分娩的孩子之所以健壮，除了和环境等后天因素有关以外，应该还继承了高龄还能孕育生命的父母的优秀基因。

此外，这份报告还介绍了西北密苏里州立大学人类系Kuzawa副教授们的关于端粒的先行研究。

在人类染色体的末端有一小段被称为"端粒"的DNA-蛋白质复合体，细胞每分裂一次，端粒就会变短一点。当端粒缩短至不能再缩短的程度，无法再次分裂的细胞就会急剧老化。

通常情况下，端粒都会随着细胞的老化而缩短，但精子端粒是例外，它与男性的年龄呈反比例关系。据西北密苏里州立大学的调查显示，高龄父亲所生的女儿及该女儿所生的孩子，其端粒都较长。

关于这一点，英国BBC也曾报道过。开展该调查的研究者认为，这可能是"让人逐渐拥有即使高龄也能孕育孩子的身体体质的适应性战略的过程"。

在第二章中，我曾介绍"很多百岁老人是40多岁分娩的人"。可以说，长寿与遗传因子有一定关系。综合这个因素考虑，或许我们可以认为，高龄分娩的孩子之所以健壮，是因为从高龄分娩的父母那继承了长寿基因。

高龄分娩也有优点

凡是高龄分娩者，特别是高龄初产妇，都会遇到各种各样的烦恼和难题。有时甚至会让你看不到希望。但如果转变一下思考角度、改变一下思考方式，或许就能创造出一种全新的怀孕、分娩、育儿模式。

我的怀孕、分娩之路并不顺利。当时我常常想，30多岁不易受孕这一点，和运动员在30多岁引退十分相似。当我发现依然有许多30多岁、40多岁运动员活跃在世界舞台上后，我开始关注他们的言行，试图从他们身上探寻高龄分娩的可行性。经过一段时间观察，我发现，他们具备两大优点。首先，他们十分了解自己。其次，他们重视自己残存的力气，为了在比赛中发挥出应有的水平，他们在尽量优化训练模式的同时，一边倾听自己身体的声音，一边练习。

我想，如果晚育的人也重视自身年龄的变化，不断探寻与身体的较佳相处模式，即使需要比年轻人花更多的时间，也能顺利怀孕、分娩、育儿。

但是，现代人并没有多少时间倾听身体的声音。很多人甚至在用了延缓衰老的药品后，错以为自己还很年轻。

我由衷地希望，大家在看完本书后，可以找到迷失的自己，并从改变生活方式开始善待自己。

◉ "卵子的老化"是来自身体的反驳

日本已进入高龄化社会，但现今的日本社会却明显呈现出"人人讨厌年龄增长，试图逃避衰老"的状态。"卵子的老化"或许就是身体对这种社会风潮的最好反驳。但是，如果年龄增长是种不幸的话，永葆青春、长生不老的人确实也很不幸。我担心，如果大家

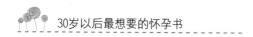

不把目光转移到年龄增长的益处上，日本社会将会成为抑郁的社会。

我常常想，现代女性在较早的时期（35岁左右）面对卵子老化问题，关注时间在身体上的流逝，也是一种幸运。因为认识到卵子会老化的女性，在这个季节不分明的世界中，已清醒地感受到了其作为人的真实感觉。

精子老化速度较慢的男性，或许就没有这种机会了。由于男性的平均寿命较短、时间流逝速度较快，所以绝大部分人刚在体检中查出腹围过大的问题，就已陷入无法挽救的境地。

高龄分娩者容易面临不能自然受孕、不能顺产等风险，但如果你用良好的心态接受身体自然出现的变化并善待自己，那么这段经历肯定是一笔宝贵的财富。

几乎所有高龄分娩的父母都希望自己能多陪伴孩子几年，在时间可能的范围内一直看着孩子成长。其实这个愿望的实现并不难，只要一步步地努力，便能将其变为现实。

迄今为止，关于高龄分娩者的增加，医学上的研究都是围绕其不利点展开。今后，当高龄分娩者的行动和心理都被阐明后，相信其有利之处也会逐渐明了。

虽然晚育是人类首次经历的巨大变化，但迄今为止的分娩已经历过不同时代的各种变化。我认为，和迄今为止的变化一样，人类也能成功应对这个变化。

【总结】

·产后应注意休息，不要过于拼命。

·产后容易出现由不孕治疗和高危妊娠带来的疲劳。

·用母乳喂养可让育儿生活变得轻松。少部分人需要辅以奶粉。

·随着孩子奶奶的高龄化，越来越多的人开始雇用保姆。

·对孩子的爱与溺爱、过分干涉是两回事。

·带孩子去儿童馆等父母、孩子较多的场所，寻找不受年龄约束的谈得来的朋友。

·女性在选择退职前，应慎重考虑孩子的教育费等问题。

·如果想生二胎，建议间隔时间不要过长。

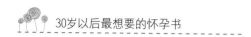

想要二宝的实例～〰〰〰

匿名（46岁 编辑）

38岁结婚

41岁分娩（在做过不孕检查后自然受孕）

● 体验过4次流产

38岁结婚，实属很晚。不久后怀孕、流产。之后，一直处于不易受孕的状态。去医院就诊，医生说，夫妇都很健康，没有发现异常。因此，我就没有再去医院。最后40岁自然受孕，41岁顺产。住院时医生说"分娩需要10小时"，结果2个小时后便顺利产下。

我在年轻时当过老师，特别喜欢孩子。一直想再生几个孩子。但孩子都6岁了，我还没怀上二宝。加上38岁那次流产，迄今为止已流产4次。我想这可能是40多岁女性的流产率较高的缘故。而这也是"40多岁也能怀孕"的最好证明。

持续至今的卵泡监测

现在，我仍然坚持去医院观察卵泡的大小。因为年龄较大，月经不调，我已不知道排卵日是哪天。明知是徒劳，我也坚持做卵泡监测。我曾咨询医生"我可否做体外人工受精"，医生却说："你已经有一个可爱的孩子了，可以不做。"据医生说，无法再次怀孕是因为年龄，但这是一个概率问题，有好卵子出现或许还能再次怀孕。也想过放弃，但看着身边比自己年龄还大的人都生下了宝宝，我就打消了这个念头。

由于我是全职工作，所以周一到周五的晚上特别累。从幼儿园接回6岁的孩子，已是晚上7点。在这之后，我得忙着做家务、看孩子，完全不能做自己想做的事。孩子睡下后，我才有自己的时间。我把儿子的就寝时间定在了晚上8点半。

我早上起床的时间是5点5分。这5分钟是我给自己的特权。睁开眼睛后，我可以在被窝里再享受5分钟。起床后，我准备早饭，并在孩子起床前跑步。这段时间，也是我的自由时间。

我的生活就是这样。因为在怀孕前，我已尽情地玩耍过，所以现在甘心做一个忙前忙后的妈妈。

视工作不是唯一的一代人 〜〜〜〜〜

匿名（45岁 翻译）

34岁结婚

分别于38岁、41岁分娩（通过时机法怀孕）

● 摘除两个巧克力囊肿

小时候，我曾思考"我为什么是女孩"的问题。小学三年级，我的初潮便来了，是全班最早的，这让我很郁闷。当时想着，或许等将来当了母亲就好了。

但是，26岁时，出现了严重的子宫内膜异位症。有两个巧克力囊肿，其中1个已经破裂。当时因为住在美国，所以就在美国做了手术。一想到自己可能因此无法怀孕，一种莫名的悲伤便涌上心头。

当时我在美国的马萨诸塞州留学，期限是从23岁到30岁。因为在我周围有很多或在大学教课或做研究的女性，所以我感觉35岁以后分娩很正常。

在波士顿，每5位居民中就有1位取得哲学博士学位，高龄分娩者特别多。我有位朋友，46岁结婚，47岁怀孕。我当时为了确定经常就诊的医生，去看过多个妇产科医生。结果谁都告诉我"我这有很多你这个年龄的孕妇"。

比我小的人并不是不想孕育宝宝，而比我年长的女性都是创下一番成就的成功者。但在我们那个时代，有孩子、有家才能称为成功。在我留学的20世纪80年代末，美国到处都是将孩子放在托儿所的工作女性。那时正值世界经济萧条时期，所以工作、家庭两不误的超级女强人备受钦佩。不过，累得精疲力尽的人也不在少数。

"你没有孩子，也没有绵羊？"

32岁时，我做过一项关于土著民族的调查。当时，纳瓦霍族大婶的一句话让我深受打击。她说："你既没有男人，也没有孩子，难道也没有绵羊？你不是一无所有了嘛！"她好奇如此贫穷可怜的女人怎么会到这儿来。

在纳瓦霍族，上年纪的女性是非常重要的人物，她们肩负着整个民族的责任。按照这位大婶的价值观看，拿到博士学位并不意味着你实现了人的真正价值。当时，已厌倦做学问和留学生活的我，特别赞同她的看法。

之后，我幸运地遇到了现在的丈夫，并结了婚。他告诉我："并非因为想要孩子才结婚。没有孩子也没关系。"但我想经历分娩、育儿的过程，所以我到妇产科接受了时机法指导。丈夫是那种睡完觉感冒就能好的人。我从一开始就决定，只接受时机法指导，不接受其他不孕治疗法。在这期间自然受孕，但最后以流产告终。不过，我发现这次流产让我体内的激素达到了平衡状态。

半年后，即我38岁时，第二次怀孕。原本决定在助产院分娩，但因被告知骨盆形状有问题，所以我在私人医院做了剖宫产手术。41岁时分娩的二宝也是剖宫产。

保姆费用最多时1月10万日元

在二宝出生后，我感觉人特别容易疲劳。包括之前的子宫内膜异位症手术，我一共开了三次刀。手术后曾大出血，有段时间上厕所都得扶着墙走。和20多岁时做的子宫内膜异位症手术相比，第二次剖宫产的术后恢复明显要慢很多。人特别容易疲倦，有时洗着碗都会感觉手指突然没了力气。由于我想母乳喂养，再加上妈妈年事已高，帮助有限，所以当时我请了月子保姆。

我觉得，高龄分娩的人都需要多准备些钱。至少在我看来是这样的。生活拮据的人，能否顺利应对高龄分娩都是个未知数。我的经验是，将骑自行车改为乘坐汽车，在紧急关头找保姆帮忙，灵活利用各种服务项目。如此一来，即使病倒了也能挺过这段时间。其实有很多工作女性在体力不足时，都会选择用金钱解决育儿问题。

我最艰难的时候，1个月曾在保姆身上花费10万日元（译注：约合人民币5800元）。有段时间，让保姆每周来2~3次，每次服务2小时。在自己身体不能动弹的时候，有个人帮你抱孩子，和你说话，为你做家务，让我感觉很安心。虽然帮忙的时间很短暂，但这一天就能应付过去了。

生完二宝后，我减少了工作量，开始从事自己感兴趣的翻译工作。这种工作方式很适合现在的自己。

后记～〰〰〰—

如果能趁年轻孕育宝宝，那最好不过。但是，不论哪个年龄生下宝宝，都有其不可言喻的优势和价值。而这优势和价值，只有当事家庭才清楚。

我那热爱工作的母亲生我时也是高龄初产，而且只生了我一个。受战争的影响，晚婚的父母起初并没有要孩子的打算。据说他们当时最期待的事是能入住宽敞明亮的公团住宅（译注：政府出资建设的具有保障福利性质的住房，相当于我国的保障房）。

我出生的时候，父亲已45岁。在我的印象里，从小和父亲在一起的时间并不长。每当父亲外出工作，我从窗户看着他那渐行渐远的背影，我就会有"父亲离我而去，不再回来"的奇怪感觉。最终我的预感应验，在我20岁时，父亲与我阴阳两隔。

提到高龄分娩，人们都会想到"父母会在孩子很小的时候倒下"等诸多缺点。但对我而言，不仅博学广闻的父亲让我特别自豪，护理父亲的那些日子也让我收获颇丰。父亲去世后，我开始深刻思考生命的意义。最后我意识到：虽然父亲的生命已结束，但我身上还有父亲的遗传因子。

在这时首次思考是否生孩子的我，分别于26岁和29岁各产下一子。35岁时，我打算生第三个宝宝。在经历一次流产和短暂的不孕后，于37岁生下三宝。因此，我可以说是高龄分娩的过来人。在托儿所的妈妈中，我年龄最大。不过，转眼间，三宝都上高中了。

我开始注意到现代分娩中隐藏的危机——"卵子老化"，是在三宝7岁的2003年。当时我正在某周刊杂志从事不孕治疗的采访工作。我在美国CDC（美国疾病管理预防中心）的网页上浏览日本尚未统计过的体外受精怀孕率时发现，与我的年龄相仿的40多岁女性的怀孕率几乎为零。看到这个数据，我备受打击。这让我想起了一直想生宝宝却未能如愿的朋友们。

本书及前著《未孕——无法决定是否"生"》（NHK出版生活人新书）都是这次打击的产物。最初文春新书编辑部请我写一本关于高龄分娩的书，由于我想加入"怀孕的阶段"，于是便有了现在这本书。

　　囊括了从怀孕到育儿等多方面内容的本书，从构思到形成文字都颇为艰难。虽然高龄分娩以普通分娩居多，只有极个别人会经历惊心动魄的场面，但经常撰写分娩方面文章的我，清楚地知道高危分娩者的辛酸与不易。有段时间，我在拥有宝宝的幸福和高龄的风险间犹豫不决，对于高龄分娩，不知是该劝阻还是应鼓励。在我写不下去的时候，编辑部的池延朋子告诉我："是否选择高龄分娩，应由读者本人决定。"她的话，让我豁然开朗。

　　在写这本书的过程中，我得到了多方人士的帮助。除了本书介绍过的人物外，还有国立成育医疗研究中心母性医疗诊疗部不孕诊疗科主任斋藤英和医生、东邦大学医学部名誉教授久保春海医生、广岛HART医院理事长高桥克彦医生、府中之森土屋妇产科院长土屋清志医生、东京大学医学部加龄医学讲座助教近藤祥司医生、东北大学研究生院教授吉泽丰予、日本遗传顾问协会理事田村智英、育儿研究班"see mom、be mon"代表木野内叶子、抱着"如果能让今后分娩的人受益"的心态与我分享分娩经验的24名高龄女性等。此外，Digital Boutique株式会社的安西正育社长与社员俵屋昭、原社员仓本淑子等人，在该公司运营的日本屈指可数的分娩、育儿信息网"Baby Come"开展多次网络调查，为我收集了近900位育儿人士的心声。平井樱帮我把复杂繁琐的数据制成了简单明了的图表。

包含医学上建议的本书，第一章、第二章由梅之丘妇产科医院院长辰巳贤一医生，第三章、第四章由日本红十字会医疗中心第一妇产科副部长笠井靖代医生审阅。对这两位在百忙之中抽出时间帮我审阅的医生，以及一直耐心等待我完稿的文春新书编辑部的池延朋子，我深表感谢！

生命总有一天会结束，孩子并非任何时候都能孕育。

但是，正因为我们知道它有时间上的限制，所以才有其光辉灿烂的价值。本书若能唤起更多的人关注孕育孩子这件朴素而神奇的事，我将倍感荣幸。

河合兰

2013年2月13日